Pulkit Chandra

# Retenção em Dentisteria Maxilofacial

Pulkit Chandra

# Retenção em Dentisteria Maxilofacial

ScienciaScripts

**Imprint**

Any brand names and product names mentioned in this book are subject to trademark, brand or patent protection and are trademarks or registered trademarks of their respective holders. The use of brand names, product names, common names, trade names, product descriptions etc. even without a particular marking in this work is in no way to be construed to mean that such names may be regarded as unrestricted in respect of trademark and brand protection legislation and could thus be used by anyone.

Cover image: www.ingimage.com

This book is a translation from the original published under ISBN 978-3-659-81294-1.

Publisher:
Sciencia Scripts
is a trademark of
Dodo Books Indian Ocean Ltd. and OmniScriptum S.R.L publishing group

120 High Road, East Finchley, London, N2 9ED, United Kingdom
Str. Armeneasca 28/1, office 1, Chisinau MD-2012, Republic of Moldova, Europe
Printed at: see last page
**ISBN: 978-620-8-14844-7**

# ÍNDICE DE CONTEÚDOS

# CAPÍTULO 1. INTRODUÇÃO

A prótese maxilofacial pode ser definida como a arte e a ciência da reconstrução anatómica, funcional ou cosmética, por meio de substitutos não vivos, das regiões da maxila, da mandíbula e da face que estão em falta ou são defeituosas devido a intervenção cirúrgica, lesão ou malformação congénita.

Esta definição é, naturalmente, bastante ampla. Poderia incluir especialidades dentárias tão importantes como a prótese fixa e removível, uma vez que estas especialidades também lidam com a restauração de estruturas em falta nas regiões anatómicas incluídas na definição. No entanto, hoje em dia, devido ao uso comum, o termo prótese maxilofacial passou a implicar a reconstrução apenas das áreas intra-orais, para-orais ou extra-orais que não estão dentro do âmbito habitual de outras especialidades dentárias[1] .

Muitas fases da prótese maxilofacial são meras extensões lógicas da prótese dentária para as áreas que são contíguas às dentaduras simples e, por vezes, fazem parte delas.

Também é significativo o facto de o sucesso de muitos tipos de dispositivos protéticos maxilofaciais depender, tal como na prótese dentária, do pleno conhecimento dos princípios subjacentes à harmonia facial, correspondência de cores, ancoragem e retenção, suporte de peso e alavancagem, durabilidade e resistência dos materiais utilizados, compressibilidade dos tecidos e tolerância dos tecidos.

Antes de a medicina dentária ter alcançado o seu estatuto de profissão, alguns cirurgiões como Pare' Ambroise e Tetamore tinham reconhecido as limitações inerentes ao enxerto de tecidos para a reparação de certas deficiências maxilofaciais e tinham defendido a utilização de próteses como método alternativo[2] .

Desde a formação da Academia Americana de Prótese Maxilofacial, em 1952, até agora, o tratamento e a reabilitação de pacientes com cancro da cabeça e do pescoço e a importância das próteses maxilofaciais aumentaram várias vezes. Mas ainda existem muitos problemas em todas as fases de construção, bem como na retenção das próteses maxilofaciais[3] .

Nas próteses maxilofaciais existe uma grande variedade de tipos e métodos para obter retenção, estabilização e imobilização, conforme necessário[45] .

Os problemas de retenção das próteses maxilofaciais devem ser resolvidos pelos protésicos. Por conseguinte, no momento em que uma prótese é concebida, deve ser dada toda a atenção à retenção da prótese na face.

Estão disponíveis vários métodos de retenção. Estes incluem: dispositivos mecânicos, métodos anatómicos e adesivos com ou sem a utilização dos outros métodos.

Os métodos de retenção mecânica incluem a utilização de fio, bandas de fio de retenção de ouro ou prata[34] , um laço de arame com a ajuda de material de sutura para a fixação de um molde temporário[35] , óculos, diferentes tipos de molas ou grampos, fixação do tipo inferior de próteses extra-orais com próteses intra-orais[29] , pinos de aço inoxidável, pinos, tubos ou uma ficha de dois pinos e tomada para a fixação de próteses combinadas, uma dobradiça seccional e ímanes.[3]

A maior parte dos primeiros exemplos de próteses faciais baseavam-se apenas em meios mecânicos de retenção. Os narizes e queixos que continham metal pesado eram retidos com cordas ou correias ancoradas atrás da cabeça, extensões intra-orais ou intranasais, molas ou folhas de ouro e conformadores inter-nasais foram todos descritos para reter mecanicamente as próteses do nariz.

As armações de óculos têm sido um dos meios favoritos para ancorar próteses nasais e orbitais com uma variedade de materiais de base e caraterísticas de retenção de acessórios, tais como clipes de barra intra-orais, molas e ímanes. As hastes de óculos também têm sido utilizadas para apoio e alinhamento de próteses auriculares. Outros sugeriram a utilização de anéis ou projecções de aço inoxidável no meato auditivo externo para obter uma retenção adicional[39] .

A avaliação cuidadosa de um caso com o cirurgião antes e durante a cirurgia ajuda a encontrar meios de criar defeitos irregulares para melhorar a retenção anatómica.[45] Os métodos de retenção anatómica consistem em projecções ou depressões de tecido sobre ou perto da deformidade que podem ser utilizadas como ponto de ancoragem e pontes de pele construídas cirurgicamente.

Alguns adesivos utilizados para a retenção são: cimento, diferentes tipos de adesivos médicos e fita de polietileno com revestimento duplo.

Podem ser utilizadas combinações de qualquer um ou de todos os métodos acima referidos.[3]

As substituições faciais de grandes dimensões têm de utilizar todos os meios de retenção disponíveis. A utilização prudente de alguns ou de todos os meios de retenção disponíveis, mais qualquer improvisação original por parte do protésico, pode levar a uma melhor estabilidade e retenção [39]

Os ímanes têm sido utilizados eficazmente para a retenção, manutenção e estabilização de próteses maxilofaciais combinadas e são eficazes para este fim [3]

Nem todos estes métodos e dispositivos de retenção e fixação estão a ser muito utilizados atualmente como meio de retenção em próteses maxilofaciais combinadas.[3]

# CAPÍTULO 2. TERMINOLOGIA

Uma terminologia precisa e coerente é fundamental para a nossa capacidade de comunicação. Deve ser uma terminologia corrente, sem ambiguidades e descritiva. Esta terminologia correta permite introduzir um toque de filosofia em todos os aspectos de uma discussão.[74]

## 1. PRÓTESE AURICULAR:

Prótese amovível que restaura artificialmente parte ou a totalidade da orelha natural (GPT 1999).

## 2. PALATO LIMPO:

Uma fissura congénita/abertura alongada no palato mole e/ou duro (GPT 1999).

## 3. MOULAGE FACIAL:

Reprodução em negativo do rosto em pedra artificial, gesso ou outros materiais semelhantes (GPT 1999).

## 4. PRÓTESE FACIAL:

Uma prótese removível que substitui artificialmente uma porção da face perdida devido a cirurgia, trauma ou ausência congénita (GPT 1999).

## 5. ADESIVO PARA PRÓTESES FACIAIS:

Material utilizado para aderir uma prótese facial à pele (GPT 1999).

## 6. PRÓTESE DE RESSECÇÃO MANDIBULAR:

Uma prótese maxilar e/ou mandibular fornecida após uma ressecção mandibular para permitir ao segmento mandibular desviado remanescente um melhor contacto oclusal com a dentição maxilar. Isto pode exigir a utilização de uma flange, guia ou plataforma oclusal incorporada na prótese para guiar o segmento mandibular para um contacto oclusal ótimo.

## 7. PRÓTESES MAXILOFACIAIS:

O ramo da prótese dentária que se ocupa da restauração e/ou substituição das estruturas estomatognáticas e craniofaciais por próteses que podem ou não ser removidas numa base regular ou electiva (GPT 1999).

## 8. PRÓTESE NASAL:

Uma prótese amovível que restaura artificialmente parte ou a totalidade do nariz (GPT 1999).

## 9. OBTURADOR:

Prótese utilizada para fechar uma abertura congénita ou adquirida, principalmente do palato duro e/ou das estruturas alveolares contíguas. A restauração protética do defeito inclui frequentemente a utilização de um obturador cirúrgico, obturador provisório e obturador definitivo (GPT 1999)

## 10. PRÓTESE OCULAR:

Prótese amovível que substitui artificialmente um olho perdido em consequência de traumatismo, cirurgia ou ausência congénita. A prótese não substitui as pálpebras ausentes ou a pele, mucosa ou músculos adjacentes (GPT 1999).

## 11. PRÓTESE ORBITAL:

Uma prótese que restaura artificialmente o olho, as pálpebras e os tecidos duros e moles adjacentes perdidos em resultado de traumatismo ou cirurgia (GPT 1999).

## 12. PRÓTESE DE AUMENTO PALATAL:

Uma prótese palatina que permite a remodelação do palato duro para melhorar o contacto língua/palato durante a fala e a deglutição devido a uma mobilidade deficiente da língua em resultado de cirurgia, traumatismo ou défices neurológicos/motores (GPT 1999)

## 13. PRÓTESE DE ELEVAÇÃO PALATINA:

Uma prótese amovível que ajuda no encerramento velofaríngeo através da elevação de um palato mole incompetente que é disfuncional devido a fissura, traumatismo cirúrgico ou paralisia desconhecida (GPT 1999).

## 14. <u>CUME DO PASSAVANT:</u>

Proeminência na parede posterior da nasofaringe formada pela contração do músculo constritor superior da faringe durante a deglutição (GPT 1999).

## 15. <u>ESPAÇO DE REFLEXÃO:</u>

Espaço que se situa acima do dorso da língua e abaixo do palato duro e mole quando a mandíbula e a língua estão em posição de repouso (GPT 1999).

## 16. <u>PRÓTESE DE AJUDA À FALA:</u>

Uma prótese definitiva que pode melhorar a fala em doentes com fenda palatina, quer obturando uma fenda ou fístula palatina, quer ocasionalmente auxiliando um palato mole incompetente (GPT 1999).

# <u>CAPÍTULO 3. HISTÓRIA</u>

Não é claro em que momento da história o homem tentou pela primeira vez disfarçar a presença de uma deformidade facial congénita ou adquirida por meios artificiais, mas a presença de defeitos faciais de origem adquirida ou congénita desde o início dos tempos é um facto indiscutível. Os materiais que poderiam ter sido utilizados antes de 2500 a.C. limitar-se-iam muito provavelmente a peles de animais ou a argila. Infelizmente, esses materiais ter-se-ão desintegrado e, portanto, perdido na antiguidade.

## <u>2.500 A.C. PERÍODO EGÍPCIO</u>

O primeiro relato histórico de tentativas de substituição de próteses faciais parece ter ocorrido durante a quarta dinastia 2613/2494 a.C. A escavação de túmulos deste período forneceu provas do fabrico de próteses nasais, orbitais e auriculares e de tratamentos dentários restauradores. Os egiptólogos referem que estes aparelhos protésicos foram, muito provavelmente, colocados após a morte para satisfazer as crenças religiosas da época, segundo as quais "só os que não tivessem defeitos físicos entrariam no Reino de Osirisi". No caso das próteses faciais, o problema da retenção da prótese, tendo em conta o desenho utilizado e a ausência de adesivos para a pele, leva a supor que eram obra do agente funerário e não do protésico. Outros historiadores e arqueólogos relataram a descoberta de próteses faciais semelhantes, fabricadas em madeira, cera e argila, em túmulos do início do período chinês.

## <u>PERÍODO GRECO-ROMANO-1000 A.C.</u>

As culturas antigas da Grécia, da Trácia e de Roma possuíam qualidades estéticas que lhes permitiam apreciar a importância da forma e da função, bem como os conhecimentos tecnológicos e materiais que lhes permitiam aplicar esses conhecimentos à reabilitação protésica. Nos últimos anos, as escavações de cemitérios na Bulgária revelaram algumas relíquias interessantes do período trácio, uma das quais assume a forma de uma máscara facial de prata ligada a um capacete de ferro. Esta máscara era feita de uma fina placa de ferro e prata, que não proporcionava grande proteção em batalha, o que leva a crer que pode ter sido concebida para disfarçar a presença de um defeito facial adquirido como ferimento de guerra ou como resultado de uma doença.

## 200 A.D.

Foi encontrado um interessante relato de reabilitação de próteses faciais na China, por volta do ano 200, em que as próteses eram fabricadas em laca suportada por um tipo específico de subestrutura metálica.

## 1000 A.D.

A primeira descrição bem documentada de próteses faciais é fornecida por Ambroise Pare, um cirurgião militar francês de grande capacidade que fez muitas contribuições variadas para o desenvolvimento da cirurgia e das ciências médicas. Vários exemplos de substituição de próteses faciais são apresentados no seu famoso livro THE OPERA, publicado em 1579. Pare forneceu informações sobre as indicações, os vários materiais e também os métodos de retenção utilizados.

Por exemplo, afirmou que as próteses de orelhas construídas em papel machê ou couro podiam ser mantidas por meio de uma faixa metálica que passava sobre a cabeça do paciente. Pare também defendia a utilização de próteses para substituir o olho. Pare recomendava o uso de um nariz protético que, segundo ele, poderia ser feito de prata e preso ao rosto por cordas, com a linha de junção no lábio sendo camuflada por um bigode artificial.

Um outro exemplo é o método que sugere para reter uma prótese nasal por meio de uma série de fitas de linho.

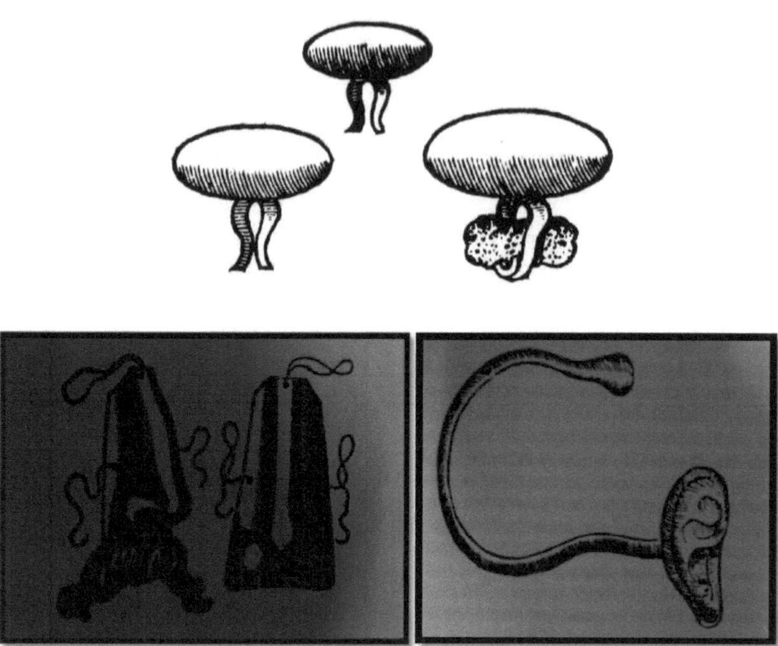

Galeno (1606) refere que os homens da Calábria estão habituados a reconstruir cirurgicamente os narizes mutilados, outros moldam os narizes com papel machê ou prata e cobrem-nos com o mesmo pigmento cor de carne e fixam-nos com cola ou outra substância pegajosa.

Um caso bem conhecido de "reabilitação de próteses faciais" é o do **artilheiro com a máscara de prata**. A máscara facial era fabricada em prata e era apoiada no rosto por meio de tiras de couro que se ajustavam ao pescoço e à parte de trás da cabeça.

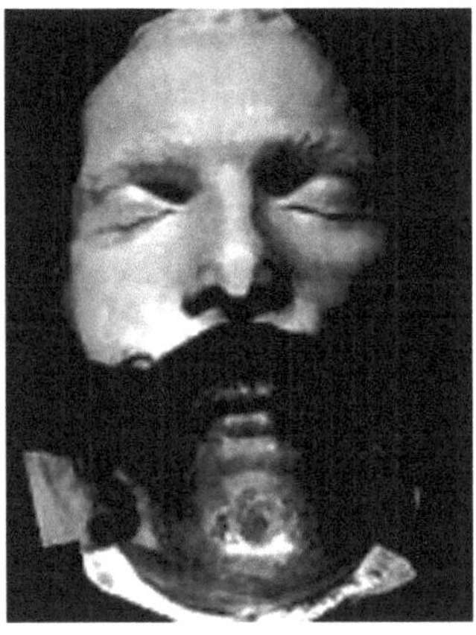

A invenção de Fauchard que hoje tem valor prático na prótese maxilofacial é a mola especial que concebeu para a retenção de próteses superiores e inferiores.

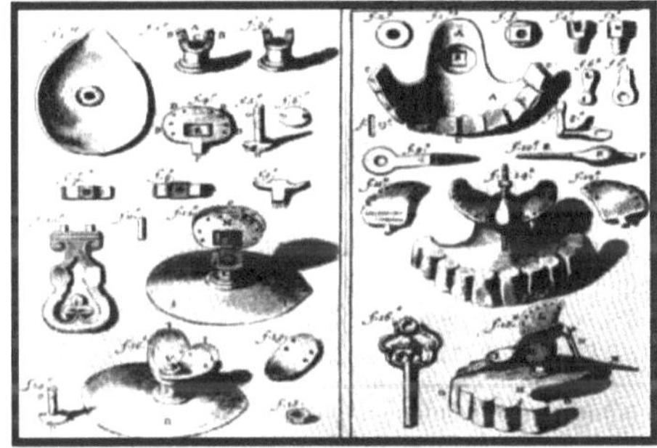

Atualmente, a retenção bem sucedida de certas próteses maxilodentárias volumosas é possível graças à utilização de molas que ele introduziu há cerca de trezentos anos.

Um paciente com lábio leporino, fenda palatina e septo nasal defeituoso foi reabilitado por Morton, que colocou uma placa de ouro, à qual soldou os dentes em falta do paciente sobre o palato onde o tecido era deficiente. A placa, fixada pelo princípio da sucção atmosférica, encaixou perfeitamente e, pela primeira vez na sua vida, o doente conseguiu falar de forma inteligível.

"Morton também construiu um novo nariz de porcelana para uma senhora de

Boston que tinha perdido o seu devido a uma doença maligna. O nariz foi esmaltado com a cor exacta da pele da paciente. Morton fixou o nariz nos óculos dela.

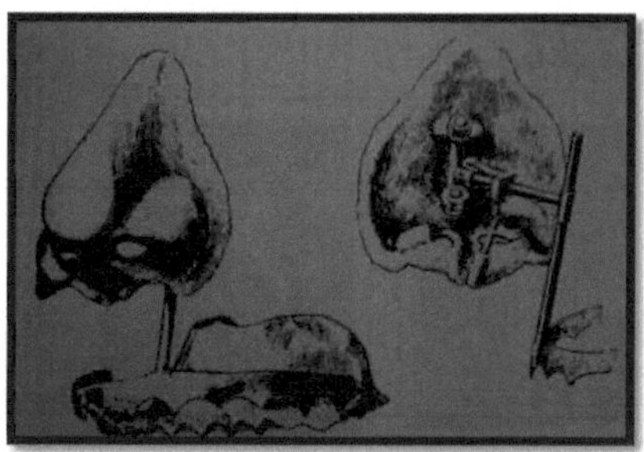

O livro sobre dentisteria mecânica publicado em 1820 pelo pioneiro Christopher-Francois Delabarre introduziu muitas inovações que têm uma aplicação definitiva nas próteses maxilofaciais actuais, tanto no campo intra-oral como extra-oral. Delabarre (1820) chamou a atenção para a inadequação das ligaduras de seda fracas para a retenção. Introduziu um novo conceito de fio que liga o obturador com bandas metálicas colocadas lateralmente que eram fixadas nos dentes. Também lhe é atribuída a conceção e o fabrico do primeiro velum artificial.

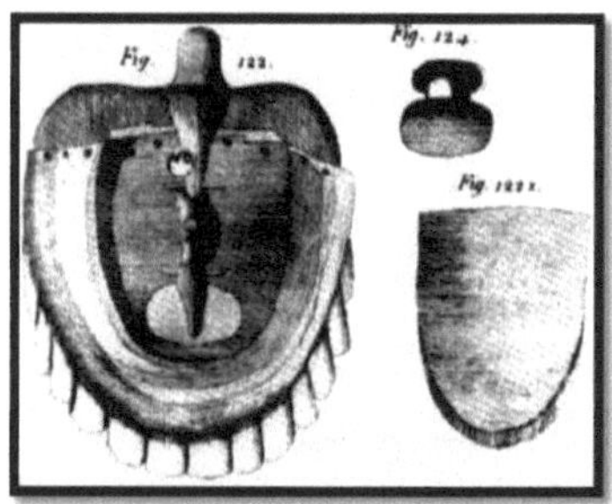

Tetamore (1874) parece ter sido a primeira pessoa a ver a vantagem de utilizar armações de óculos para conservar e disfarçar as margens de uma prótese facial.

No seu livro "A Treatise on Oral Deformities", de 1880, Norman W. Kingsley deu um exemplo do seu método de abordagem para a reconstrução de uma deformidade palatonasal. A sua prótese composta, tanto quanto se pode deduzir dos desenhos, era quase auto-retida.

As contribuições do francês Claude Martin para a prótese maxilofacial são dignas de nota. O livro que publicou em 1889 introduziu, entre muitas outras inovações, um método de fixação de uma prótese nasal através de um dispositivo muito engenhoso que compensava o movimento dos músculos faciais.

Esta prótese, tal como a referida por Morton, era feita de material cerâmico.[2]

Branemark e os seus colaboradores colocaram pela primeira vez fixações osseointegradas modificadas no esqueleto craniano com o objetivo de reter uma orelha protética em 1977.

# CAPÍTULO 4. RETENÇÃO EM PRÓTESES MAXILOFACIAIS

**Fonseca EP (1966)** afirmou que as próteses faciais devem ter extensões maiores que a lesão, mas menos volume para não traumatizar a lesão e para serem leves. Afirmou que a argila é o melhor material de escultura para a restauração facial, exceto para as próteses auriculares, pois dá modelos harmoniosos com contornos menos rígidos do que os obtidos com cera. Afirmou ainda que os antecedentes biofísicos do doente têm um papel importante no sombreamento e na caraterização da prótese. Considerou que a retenção é de importância decisiva no desempenho satisfatório da prótese somato. Afirmou que as próteses faciais são bem retidas sempre que possível por meio de suporte dentário. Salientou o uso limitado de adesivos na retenção de próteses, uma vez que podem irritar os tecidos de suporte.[49]

**Javid N (1971)** defendeu a utilização de ímanes em forma de moeda para retenção em próteses maxilofaciais. Afirmou que o tamanho do íman pode ser convenientemente escolhido de acordo com o tamanho do defeito e em muitos diâmetros necessários. Afirmou que, ao contrário dos ímanes em forma de ferradura, em que o campo magnético vai de um lado para o outro, existe sempre um grupo de moléculas não neutralizadas em cada extremidade destes ímanes. Nos ímanes do tipo moeda, este grupo de moléculas encontra-se na superfície do íman e cada superfície tem dois pólos.[50]

**Parel SM, Drane JB (1975)** descreveram vários métodos de obtenção de suporte intraoral para as estruturas oculares. Afirmaram que, muitas vezes, com a remoção do pavimento orbital ósseo, o conteúdo orbital pode permanecer funcional, mas sem suporte, uma condição que normalmente resulta em ptose ocular e enoftalmo, pelo que é necessário um dispositivo intra-oral para suporte do olho. Estes podem ser de 3 tipos; 1) prótese de uma secção sólida ou oca, (2) prótese de 2 secções com uma extensão antral flexível (3) prótese de 2 secções com uma extensão antral sólida.[51]

**Tautin FS, Schoemann D (1975)** apresentaram uma técnica de retenção de próteses extra-orais. Utilizaram um penso ocular com tiras elásticas incorporadas na própria prótese. Este método foi um meio eficaz de reter uma prótese facial de grandes dimensões. A incorporação da tira elástica dentro da própria prótese proporciona um suporte vertical numa superfície maior do que a que pode ser eliminada. Isto é vantajoso porque os adesivos são irritantes para alguns pacientes e podem danificar as margens finas da prótese durante a remoção. A prótese é oca para a tornar leve, de modo a poder ser colocada facilmente no rebaixo sem irritar os tecidos moles. Este tipo de prótese apresenta toda a superfície do rebaixo em contacto íntimo para uma melhor retenção.[52]

**Rouse JA, Chalian VA (1985)** descreveram um método de fabrico de uma prótese oca de uma peça utilizando um silicone de vulcanização à temperatura ambiente MDX 4-4210 e um silicone de vulcanização a quente MDX 4-4515. Esta prótese facial oca aumenta a retenção através de cortes anatómicos e, devido à presença de um conformador, a flexibilidade das margens da prótese também é reduzida. A utilização de rebaixos anatómicos permite reduzir a utilização de adesivos e aumentar a vida útil da prótese.[53]

**Minagi S, Nagare I, Sato M, Sato T (1991)** descreveram um novo tipo de retentor altamente resiliente para prótese obturadora maxilar. O componente obturador tem uma forma semelhante a um cogumelo. O retentor foi concebido para absorver as tensões mecânicas, que são transmitidas da porção da prótese para o tecido mole nasal através da extensão do obturador, e para utilizar os cortes inferiores do tecido mais eficazmente do que as próteses convencionais de extensão oca. A possibilidade de renovação da parte do retentor é outra vantagem deste retentor.[54]

**Drago CJ (1991)** efectuou um estudo que encontrou problemas significativos com o sistema de fixação magnética relativamente a manchas, corrosão, força relativa e satisfação do paciente. Os recentes desenvolvimentos na metalurgia permitiram aos fabricantes desenvolver pequenos ímanes capazes de reter próteses intra-orais. Os ímanes intra-orais são pequenos e proporcionam uma força de retenção suficiente. No entanto, os problemas de oxidação e a composição de um conetor de resina acrílica e de uma asa redonda resiliente, com a corrosão combinada, podem afetar significativamente a vida útil dos ímanes intra-orais e torná-los inúteis durante um determinado período de tempo.[55]

**Saygh G, Aydinhk E, Erean MT, Naldoken S, Lutuncel N (1992)** investigaram o provável efeito do campo magnético produzido por ímanes dentários na circulação capilar vizinha. Foram preparados dispositivos de resina acrílica transparente para receber os ímanes dentários, que foram utilizados continuamente pelos indivíduos, exceto durante o sono. O fluxo sanguíneo da mucosa bucal maxilar foi medido tanto no lado controle quanto no experimental, não havendo diminuição do fluxo sanguíneo. Concluíram que a diminuição do fluxo sanguíneo com o decorrer do tempo foi atribuída à pressão exercida pelo dispositivo oral e não ao efeito do campo magnético.[56]

**Arcuri MR, Lavelle WE, Fyler E, Jons R (1993)** apresentaram algumas complicações dos implantes extra-orais utilizados para a retenção de próteses extra-orais. Embora a retenção de próteses extra-orais com implantes tenha melhorado os problemas de retenção e estabilidade e os desafios enfrentados pelo paciente para a aplicação bem sucedida desta modalidade de tratamento.[57]

**Thomas KF (1995)** descreveu um novo desenho de ímanes para a retenção de próteses extra-orais com implantes osseointegrados. Este novo desenho de ímanes proporciona uma área de superfície maior que duplica a retenção e diminui o potencial de deslocação lateral da prótese extra-oral. Geralmente, as próteses extra-orais suportadas por implantes têm ímanes em conjunto com uma tala de barra rígida. Estes ímanes de nova geração e as tampas magnéticas de pilar associadas proporcionam uma retenção magnética independente que é segura e proporciona um melhor acesso ao doente devido à ausência da barra.[58]

***Lemon* JC, Martin JW, Chambers MS, Wesley PJ (1995)** descreveram uma técnica simples e eficaz de substituição de ímanes em próteses faciais. Os ímanes colocados na prótese de silicone e alinhados com os contra-ímanes nas estruturas de retenção de resina acrílica proporcionam retenção para uma variedade de próteses faciais. Estes ímanes são retidos por uma cobertura fina de silicone ou polimetilmetacrilato. Infelizmente, durante os procedimentos iniciais de acondicionamento, os ímanes podem ficar deslocados e desarranjados com o contra-íman, sendo necessário removê-los ou reposicioná-los. O desgaste, a perda de força e a perda de adaptação da prótese ao tecido também podem exigir a substituição do íman. Esta técnica permite a substituição do íman na cadeira com materiais pouco dispendiosos.[59]

**Grant GT, Taft RM, Wheeler ST (2001)** descreveram um procedimento para o fabrico de uma prótese extra-oral com uma subestrutura de resina acrílica que retém um íman selado do ambiente por um revestimento de poliuretano. O velcro é utilizado para melhorar a ligação da subestrutura acrílica à prótese de silicone. A utilização de poliuretano e velcro aumenta a retenção da estrutura de resina acrílica e protege o íman da corrosão através de um revestimento de poliuretano encapsulado.[60]

**Amato L, Asher ES (2002)** descreveram a utilização de adesivo de dentadura para reter um padrão de cera durante a colocação experimental de próteses faciais extra-orais. Ao utilizar o adesivo, podemos reter o padrão de cera no local sem obstrução visual, como uma mão ou um instrumento a segurar o padrão no local, e permite ao médico avaliar a posição, a estética, a extensão da margem e o movimento dos tecidos a partir de todos os ângulos, antes de o padrão de cera ser finalizado e processado.[61]

## MATERIAIS:

**Shifman A (1990)** descreveu a utilização de um sistema de resina fotopolimerizável que permite ao dentista efetuar o revestimento de próteses removíveis no consultório. Afirmou que o material é maleável e pode ser curado inicialmente na boca com uma luz visível manual normal. Este material permite o revestimento de próteses obturadoras e de vários dispositivos, como aparelhos de fala e de alimentação. [62]

**Wolf BH, Reitemeier BK, Schmidt AE, Richter GH, Duncan G (2001)** efectuaram um estudo para obter caracterizações da força de ligação entre o titânio fundido e vários materiais moles utilizados em próteses maxilofaciais e para determinar se o titânio é responsável pela descoloração dos materiais moles. Uma boa ligação química entre a estrutura metálica e o material macio é importante do ponto de vista clínico, porque uma ligação química deficiente pode levar a microvazamentos do fluido oral no acabamento, o que, por sua vez, provoca a acumulação de microrganismos. Para que uma prótese extra-oral de grandes dimensões cubra o defeito, é necessário reforçar o material macio utilizado para a prótese com uma estrutura estável. O titânio é o material mais adequado para o reforço devido à sua compatibilidade biológica, baixa densidade e condutividade térmica e elevada resistência à corrosão. Concluíram que estão disponíveis vários métodos de ligação entre metacrilato, silicones e um copolímero à superfície de titânio e que a influência do reforço de titânio na cor dos materiais macios testados com 2 mm de espessura é negligenciável.[63]

## IMPLANTES:

**Parel SM, Branemark PI, Jannson T (1986)** analisaram o papel intra-oral dos implantes osseointegrados nas próteses maxilofaciais e concluíram que os implantes osseointegrados podem proporcionar uma melhor ancoragem e promover a estabilidade da prótese numa variedade de situações de defeitos orais em que o tratamento convencional teve um sucesso marginal. A aplicação de princípios e técnicas comprovados de fixação de próteses integradas em tecidos a estes pacientes permitiu atingir um elevado nível de função com uma grande promessa de longevidade.[63]

**Arnold - Diaz AM, Fones RA, Lavelle WE (1988)** descreveram as técnicas clínicas e laboratoriais de prótese para a reabilitação de pacientes parcialmente edêntulos, utilizando implantes osseointegrados. Estes implantes proporcionam uma alternativa viável para a substituição de dentes, especialmente em doentes com pele desdentada longa, dentes mal posicionados, defeito no rebordo residual, elevada fixação muscular e distância interarcos comprometida, em que as próteses convencionais não podem ser utilizadas com êxito.[64]

**Linkow LI, Rinaldi AW, Weiss WW, Smith GH (1990)** descreveram os factores que influenciam o sucesso dos implantes a longo prazo. Foi proposto um quociente de implante (QI) para identificar os 24 factores que afectam o potencial progresso a longo prazo do implante dentário endósseo. Maximizar o fator positivo e minimizar o fator negativo resultará num valor elevado de QI. Quanto maior for o valor do QI, maior será a possibilidade de sucesso a longo prazo. A duração do tempo de cicatrização e a necessidade de cicatrização submersa são indiretamente proporcionais ao valor do IQ. Quanto maior for o valor do QI, menor será o tempo necessário para a cicatrização e quanto maior for o valor do QI, menor será a necessidade de submergir o implante de cicatrização.[65]

**Spector MR, Donovan TE, Nichols JI (1990)** avaliaram as três técnicas de moldagem diferentes para determinar a sua capacidade de reproduzir a posição de fixação num molde de trabalho. Concluíram que a transferência das posições dos implantes resultava numa distorção mensurável, registada com as três técnicas de moldagem, e que a magnitude das distorções era semelhante nas três técnicas avaliadas.[66]

**Kabcenell J, Silken D, Kraut R. (1992)** descreveram uma técnica para a reabilitação de um defeito utilizando implantes endósseos num paciente que tinha sido submetido a uma remoção total do maxilar. Um paciente com maxilectomia total compromete a deglutição, a mastigação, a fala e a aparência. A ausência de quaisquer estruturas anatómicas anteriores para estabilizar uma prótese tornou a solução protética convencional inviável. O enxerto ósseo proporcionou um local para a colocação de implantes endósseos. Os implantes foram utilizados como estabilização da prótese. A prótese consistia numa subestrutura de várias partes fixada aos implantes. A superestrutura estava em contacto íntimo com a subestrutura, obturando o defeito e proporcionando contactos oclusais, forma palatina e suporte labial.[67]

**Garg JJ, Donovan M, Garner FT, Faulk JE (1992)** descreveram a reabilitação de um paciente edêntulo com uma ressecção maxilar parcial e uma mandíbula atrófica edêntula. Foram utilizados implantes osteointegrados tanto no lado com defeito como no lado sem defeito da maxila, alterando o aumento com enxertos de osso calvário. A localização do implante dentro do defeito limitará o movimento da prótese, incentivará a carga axial dos implantes e proporcionará um melhor suporte e retenção para a prótese. Afirmaram também que a posição do implante apenas no lado sem defeito é prejudicial. Neste caso, a carga axial do implante é difícil porque o eixo de rotação de uma prótese obturadora está localizado ao longo da margem palatina do defeito. A rotação da prótese devido à alavanca da Classe I irá estimular tensões nos implantes do lado não defeituoso e no osso que rodeia os implantes, o que pode ser prejudicial. Este problema pode ser ultrapassado através da utilização de implantes tanto no lado com defeito como no lado sem defeito.[68]

**Anderosn JD (1993)** tentou abordar a questão dupla da indicação do tratamento e da eficácia sempre que se considerou a osseointegração. Estes implantes ultrapassam o problema da fraca retenção, mas subsistem outros problemas como a estética deficiente, a alteração de cor, a irritação dos tecidos e os problemas de consistência do material. Nenhum destes problemas está relacionado com a utilização de implantes na reabilitação. Concluiu que, para proporcionar um sucesso previsível em todos os aspectos dos pacientes, torna-se evidente a necessidade de medidas validadas, centradas nos problemas e corretamente aplicadas.[69]

**Weischer T, schettler D, Mohr C (1997)** efectuaram um estudo para analisar até que ponto as restaurações telescópicas suportadas por implantes mandibulares e suportadas pela mucosa dos implantes permitiram uma reabilitação oral adequada. A reabilitação é possível após a remoção de um tumor maligno na porção inferior da cavidade oral, quer se trate de próteses telescópicas exclusivamente implanto-suportadas ou implanto-mucosas. Estes dois tipos de restauração proporcionaram estabilidade posicional suficiente, higiene periimplantar e melhoria funcional e estética. No entanto, apenas as próteses telescópicas implanto-suportadas evitaram a formação de úlceras nos tecidos moles, com potencial para o desenvolvimento de osteoradionecrose.[70]

**Stegersjo G, Rahnberg KE (1999)** discutiram uma técnica de reabilitação oral de um paciente com um grande defeito intra-oral criado após a extirpação cirúrgica de um processo patológico. Colocaram um implante osseointegrado na parte remanescente do maxilar e, sobre o implante osseointegrado, foi fabricada uma barra para suportar uma sobredentadura parcial por meio de acessórios. Desta forma, foi possível restaurar os dentes em falta, a crista alveolar e os tecidos moles, ao mesmo tempo que se restabeleceu a função oral e se obteve um bom acesso à higiene oral.[71]

**Mark JC (2003)** descreveu a reabilitação protética de um paciente edêntulo com anatomia maxilar e mandibular comprometida, causada pela ressecção de vários queratocistos odontogénicos associados à síndrome do carcinoma basocelular nevóide. O tratamento consistiu na construção de uma prótese overdenture maxilar e mandibular suportada e retida por uma barra de implantes. Esta prótese foi fabricada após extensas intervenções cirúrgicas de reconstrução oral e maxilofacial, incluindo enxerto ósseo em bloco da crista ilíaca em ambas as arcadas, seguido da colocação de implantes convencionais em duas fases[73]

# CAPÍTULO 5. RETENÇÃO ANATÓMICA

A necessidade de apoio, retenção e estabilidade na conceção de qualquer prótese deve ser compreendida se se pretender atingir os objectivos dos cuidados protéticos. Para o paciente com um defeito adquirido, é frequentemente necessário modificar, e por vezes violar, alguns dos princípios do desenho da prótese devido à natureza básica do defeito. As estruturas remanescentes são, na maioria das vezes, unilaterais, encorajando assim o movimento da prótese com o stress associado dirigido a estas estruturas remanescentes. Este stress pode aumentar a reabsorção óssea e pode comprometer o suporte remanescente da prótese. A localização frequente de estruturas remanescentes unilaterais sugere que a porção da prótese, para além das estruturas residuais, deve contribuir significativamente para o suporte, retenção e estabilidade da prótese, de modo a satisfazer os objectivos básicos da prostodontia.[37]

A retenção intra-oral inclui a utilização de tecidos duros e moles, ou seja, dentes, mucosas e tecidos ósseos. O sucesso da retenção intra-oral está relacionado com o tamanho e a localização do defeito e com o resultado da cirurgia.

Por exemplo, um pequeno defeito do palato pode ser fechado por uma ponte removível de desenho convencional. Esta pode fornecer apenas um benefício de obturação ou pode ser uma combinação de obturação mais uma substituição de dentes em falta. Além disso, pode ter uma extensão do bulbo da fala adicionada a uma extensão faríngea, e então seria uma combinação de obturador, ponte para mastigação e aparelho de terapia da fala.

As áreas anatómicas de corte inferior são uma caraterística bem-vinda no caso pós-cirúrgico. Estas podem ser encontradas na área palatina, bochecha, retromolar, labial, septal, faríngea nasal posterior ou nas áreas da espinha nasal anterior.

As cristas alveolares grandes e as abóbadas palatinas altas proporcionam geralmente mais retenção do que as cristas mais planas. Esta anatomia pode ainda não proporcionar uma substituição completamente estável, dependendo da presença de dentes naturais inferiores ou de hábitos de prótese indesejáveis previamente adquiridos pelo paciente.

Nos casos de defeitos maiores que englobam tanto a maxila como a mandíbula, como numa operação de comando, a perícia, o engenho e o rigor do operador, juntamente com a capacidade de adaptação do doente, podem resultar numa prótese de sucesso "única".

As ajudas adicionais à retenção anatómica incluem uma oclusão adequada, um post dam adequado e a adesão da superfície.[45]

Se uma quantidade significativa da maxila ântero-posterior for ressecada, o suporte deve ser obtido a partir do aspeto mais superior do defeito. Em defeitos maiores, a prevenção da deslocação superior pode ser conseguida através do envolvimento da porção facial com o aspeto superior do defeito.[23]

Com a perda extensa ou completa do maxilar, o suporte e a retenção para a porção intra-oral da prótese são conseguidos através do encaixe de qualquer superfície de retenção ou suporte disponível.

Estas podem incluir (1) o encaixe de rebaixos de tecidos moles e duros disponíveis com uma linha de silicone resiliente (2) o encaixe de rebaixos inacessíveis nas paredes antrais laterais com molas helicoidais passivas ligadas à porção intra-oral, ou (3) restauração de duas peças.[23]

**CONSIDERAÇÕES INTRA-ORAIS**

As considerações prognósticas intra-orais dignas de nota incluem:

- A extensão e a natureza da maxila remanescente

- A presença ou ausência de dentes periodontalmente sãos em ambas as arcadas

- O estado da língua e a função do arco mandibular e do lábio inferior.[23]

Os factores que determinam a extensão e a natureza da função oral com a parte intra-oral da prótese incluem o envolvimento ou a perda do palato mole, o acesso desfavorável ao pavimento nasal, a falta de rebaixos laterais ou posteriores nas restantes paredes antrais e a qualidade e quantidade de potenciais tecidos portadores de próteses.[23]

## APOIO

O suporte é a resistência ao movimento de uma prótese em direção ao tecido. O apoio disponível a partir da maxila residual e do interior do defeito deve ser considerado.

### Suporte residual da maxila

Na maxila residual, as principais áreas disponíveis para apoio são os dentes residuais, o rebordo alveolar e o palato duro residual.

### Crista alveolar

O rebordo alveolar residual é importante para o suporte, tanto no doente desdentado como no dentado. A sua importância aumenta à medida que o número de dentes restantes aumenta. Todos os factores que são importantes na avaliação do suporte para uma prótese completa são ainda mais importantes para o suporte no defeito maxilar adquirido.

O tamanho e a forma do rebordo alveolar residual são os factores mais óbvios a considerar:

O rebordo grande e largo ou o rebordo com uma tendência quadrada ou ovoide proporciona normalmente um melhor apoio do que o rebordo pequeno e estreito com um contorno afunilado. Em pacientes com um segmento pré-maxilar retido ou uma tuberosidade, a forma do arco é melhorada e o apoio para a prótese aumenta consideravelmente.[37]

### Palato duro residual

O palato duro residual é, salvo raras excepções, uma estrutura importante para o suporte de uma prótese obturadora.

O palato largo e plano é mais propício ao apoio do que o palato alto e afunilado.

Os toros palatinos grandes devem ser removidos porque a prótese necessitará de alívio, o que diminuirá o apoio.

A extensão posterior da prótese depende da inclinação do palato mole, bem como da extensão do defeito posterior. A remoção do palato duro, mesmo que parcial, altera a função da aponeurose muscular do palato mole e permite frequentemente uma extensão posterior da prótese superior à que seria normalmente permitida.[37]

**Apoio dentro do defeito**

Deve ser considerado um apoio positivo no interior do defeito para evitar a rotação da prótese para o interior do mesmo. Este apoio pode ser conseguido através do contacto da prótese com qualquer estrutura anatómica que proporcione uma base firme. A estrutura exacta depende do tamanho e da extensão do defeito. Na maioria dos defeitos maxilares adquiridos, o pavimento da órbita, as estruturas ósseas da placa pterigoide e a superfície anterior do osso temporal perto da fossa infratemporal são considerados como suporte positivo. O septo nasal pode ser utilizado se o defeito se estender para além da linha média.[37]

**Piso da órbita**

Embora o pavimento da órbita possa ser considerado uma base ampla sobre a qual assentar uma prótese obturadora, a utilização do pavimento para apoio deve ser mínima. Não pode ser utilizado para apoio se tiver havido uma exenteração orbital. Se o pavimento orbital tiver sido removido mas o conteúdo orbital permanecer, a prótese não deve entrar em contacto com as estruturas orbitais, porque estas se deslocarão com o movimento da prótese. A utilização do pavimento orbital não é frequentemente possível ou prática. Embora o pavimento tenha uma ampla área de apoio, normalmente não é necessário porque o apoio positivo dentro do defeito deve ser conseguido principalmente para evitar a rotação da prótese para dentro do defeito. O doente deve utilizar o lado contralateral para a mastigação.[37]

**Placa pterigoide ou osso temporal**

A região mais comummente utilizada para o suporte de uma prótese obturadora dentro do próprio defeito são as estruturas ósseas remanescentes no aspeto póstero-lateral do defeito. Dependendo da extensão da cirurgia, esta estrutura é mais frequentemente a placa pterigoide, mas pode ser a superfície anterior do osso temporal se a placa pterigoide tiver sido removida. O contacto positivo da prótese com esta estrutura óssea pode ser relativamente extenso e é normalmente adequado para tripodiar o suporte de uma prótese obturadora, de modo a minimizar a rotação da prótese para dentro do defeito. Não só a prótese final, mas também todas as bases de prova devem contactar esta estrutura para que a oclusão completa seja aceitável.[37]

**O septo nasal**

Nos defeitos que se estendem pela linha média, o septo nasal fica disponível para suporte. O septo nasal é um suporte pobre para uma prótese extensa porque é parcialmente cartilagem, tem muito pouca área de suporte e está coberto com epitélio nasal. O septo nasal não deve ser usado rotineiramente, mas em defeitos que são excessivamente grandes ele fornece resistência adicional à rotação do obturador para dentro do defeito se usado com suporte positivo na área póstero-lateral do defeito.[37]

**RETENÇÃO**

É a resistência à deslocação vertical da prótese. Devem ser tidas em consideração as estruturas dentro da maxila residual, bem como as estruturas dentro do defeito que devem ser utilizadas para proporcionar uma retenção adequada da prótese. Tanto a retenção direta como a indireta são importantes.[37]

**Retenção residual da maxila**

O desenho da prótese obturadora é diferente para o paciente dentado e para o paciente edêntulo. As estruturas no maxilar remanescente susceptíveis de proporcionar a retenção do obturador estão limitadas aos dentes naturais remanescentes e ao rebordo alveolar.

**Crista alveolar**

A ausência total de dentes no segmento maxilar remanescente apresenta um problema mais difícil quando se tenta assegurar uma retenção aceitável para uma prótese obturadora. As capacidades de retenção do segmento maxilar residual edêntulo devem ser avaliadas através da utilização das propriedades físicas de adesão, coesão, pressão atmosférica e tensão superficial interfacial. Certas configurações anatómicas são mais favoráveis do que outras no desenvolvimento destas propriedades de retenção.

**O tamanho e a forma da crista influenciam a retenção:**

Uma crista grande com uma crista larga é mais retentiva do que uma crista pequena ou afunilada. O contorno do palato influencia a capacidade de aumentar ou diminuir a tensão da superfície interfacial. O palato largo e plano é mais retentivo do que o palato alto e afunilado.

A forma da arcada e a sua capacidade de proporcionar uma retenção indireta, mesmo no estado edêntulo, não podem ser negligenciadas: A forma da arcada quadrada é mais favorável à retenção do que a forma da arcada cónica ou ovoide. O paciente edêntulo pode beneficiar mais do que o paciente dentado se o segmento pré-maxilar ou a tuberosidade puderem ser retidos no lado do defeito. Estas estruturas residuais permitem uma melhor utilização do princípio da retenção indireta.[37]

**Retenção dentro do defeito**

A retenção de uma prótese obturadora não pode ser total e adequadamente fornecida pelas estruturas maxilares residuais, quer no paciente edêntulo quer no dentado, a menos que o defeito seja excecionalmente pequeno. Grandes defeitos que se aproximam da extensão da hemimaxilectomia devem contribuir intrinsecamente para a retenção da prótese obturadora, se os objectivos do desenho da prótese e dos cuidados protéticos forem alcançados. Se a própria extensão do obturador pudesse minimizar a deslocação vertical da prótese, seria gerado menos stress para as estruturas maxilares residuais.

Existem cinco áreas intrínsecas dentro e à volta do defeito que podem proporcionar retenção ao obturador propriamente dito, ou seja, o palato mole residual, o palato duro residual, a abertura nasal anterior, a banda cicatricial lateral e a altura da parede lateral.[37]

**Palato mole residual**

O palato mole residual proporciona uma vedação palatina posterior que minimiza a passagem de alimentos e líquidos acima da prótese obturadora. A extensão da prótese obturadora para o lado nasofaríngeo do palato mole ajudará neste objetivo e também proporcionará retenção. A remoção cirúrgica total do palato mole deve ser evitada, uma vez que cria uma situação clínica semelhante à fenda palatina congénita, em que a gravidade do defeito é aumentada porque uma porção significativa da maxila também foi removida. Na maioria dos pacientes com lesões do palato mole, a maxila não precisa ser sacrificada extensivamente e a maioria dos pacientes com doença que necessita de uma maxilectomia extensa não requer a remoção de todo o palato mole. Qualquer rebordo palatino remanescente, por mais pequeno que seja, pode ser de grande valor.

A quantidade de extensão para a superfície superior do palato mole é limitada pela extensão do defeito, pelas paredes laterais e posteriores da faringe e pela inclinação e tensão relativas do palato mole remanescente. Idealmente, quanto maior for a extensão, mais eficaz deverá ser relativamente ao selamento e à retenção do bordo. O tamanho relativo e a posição da abertura nasofaríngea e a sua relação com o trajeto de inserção e remoção da prótese limitam a sua extensão. Pode ser necessária a rotação da extensão faríngea para o interior do defeito, em vez de uma via vertical direta de inserção e remoção. Deve ser evitada a sobreextensão e o impacto associado da musculatura faríngea e o bloqueio da trompa de Eustáquio. Deve haver um contacto positivo da extensão faríngea com a superfície superior do palato mole, para que a extensão seja eficaz tanto para a vedação como para a retenção do bordo. Se a inclinação ou a tensão do palato remanescente apenas permitir o contacto na região adjacente ao defeito, a extensão adicional é de valor mínimo.[37]

**Palato duro residual**

Dependendo da localização da linha de ressecção palatina, existirão vários graus de rebaixamento ao longo desta linha para a cavidade nasal ou paranasal. Embora a utilização do rebaixo não tenha de ser considerada em todas as próteses obturadoras, o envolvimento da aba medial do defeito pode aumentar a retenção, o que é uma vantagem no doente edêntulo e no doente com fraqueza relativa dos dentes restantes.

O envolvimento do rebaixo medial depende da trajetória de inserção e remoção da prótese. Há uma maior acomodação de uma base de prótese dura no doente edêntulo devido à capacidade de rodar a prótese para a posição. No entanto, a extensão do obturador ao longo desta margem e para dentro do rebaixo é melhor proporcionada por um material de base de prótese macia. O objetivo da extensão da prótese é proporcionar resistência à deslocação vertical e horizontal. A extensão não deve entrar em contacto com o septo ou com os cornetos.[37]

**Abertura nasal anterior**

A abertura nasal anterior pode ser introduzida unilateralmente ou bilateralmente, dependendo da extensão do defeito para dentro ou para fora da linha média e da presença ou ausência do septo nasal. Se as narinas anteriores puderem ser introduzidas a partir do defeito, o suporte ósseo para esta porção do nariz foi perdido e a sua posição relativa é variável.

A extensão anterior da porção medial da prótese obturadora proporciona alguma resistência à deslocação vertical da porção anterior da prótese. Devido ao facto de esta extensão competir pela inserção e remoção com a extensão sobre o palato mole, tem frequentemente de ser limitada. Se o suporte ósseo tiver sido perdido, o tecido mole sobrejacente pode ser facilmente distendido para inserção e remoção. A eficácia do aumento da retenção, no entanto, será minimizada porque o tecido mole tende a esticar-se com o uso contínuo da prótese.[37]

**Banda cicatricial lateral**

Para um encerramento cirúrgico adequado, a maioria das grandes ressecções maxilares são revestidas com um enxerto de pele de espessura parcial ao longo das paredes anterior, lateral e póstero-lateral do defeito. Após a ressecção cirúrgica, resulta uma banda cicatricial aproximadamente ao nível da prega mucobucal. Se o enxerto de pele não tiver sido colocado de forma a alinhar o defeito, existe uma tendência para cicatrização excessiva e colapso do defeito e problemas na reabilitação protética. Os pacientes com um enxerto de espessura dividida tendem a ter uma ligeira contração na área onde a pele se junta à mucosa bucal. Essa contração não é excessiva, está localizada na área de junção com a mucosa bucal e provavelmente é uma contração da própria mucosa bucal traumatizada. A pele superior à junção tende a se esticar, criando uma área acima da faixa cicatricial que pode ser ocupada pela prótese obturadora, minimizando o deslocamento vertical da prótese.

A extensão do envolvimento da banda cicatricial lateral depende do carácter do defeito. A banda cicatricial lateral é normalmente mais proeminente lateralmente e póstero-lateral[A] e raramente é proeminente antes da região pré-molar. Devido à sua falta de suporte ósseo, a banda cicatricial lateral também tende a esticar com o uso contínuo. Este estiramento pode necessitar de adições sequenciais à prótese, que podem ser limitadas por requisitos estéticos e pelo tamanho e peso da prótese. Posterolateralmente, a extensão e o contorno não devem interferir com o movimento do ramo ascendente ou do processo coronoide em função.[37]

**Altura da parede lateral**

Para além do envolvimento físico das quatro estruturas mencionadas, a parede lateral do defeito pode ser utilizada para a retenção indireta [37]

É dada atenção à periferia do defeito para detetar quaisquer caraterísticas de retenção que possam ser utilizadas para aliviar a tensão em forma de cantilever no arco alternativo. Muitas vezes, a margem do defeito apresenta uma faixa de tecido cicatricial que proporciona um rebaixo sobre o qual se pode obter algum apoio. O aparelho não só é concebido para facilitar a obturação do defeito cirúrgico, como também incorpora um rebordo periférico que tira partido das caraterísticas de retenção apresentadas pelos tecidos circundantes. Sempre que as condições dos tecidos o permitam, o contorno lateral do obturador é reforçado contra a parede exterior do defeito cirúrgico, o que permite uma retenção adicional do aparelho.

Os enxertos de pele saudável, estabelecidos por uma boa técnica cirúrgica reconstrutiva, criam revestimentos de superfície dentro do defeito que suportam aplicações modestas de pressão. Estes tecidos não podem ser impingidos de forma indiscreta, mas toleram quantidades limitadas de pressão. Esta parede lateral, assim preparada, pode proporcionar uma resistência ao movimento exterior do obturador, uma vez que este aparelho é deslocado em forma de arco em torno de um ponto de fulcro retentivo. Este eixo é normalmente gerado através do resto da estrutura de retenção da prótese.

O estabelecimento de contornos periféricos laterais que são colocados mais acima no interior do defeito criará raios mais longos através dos quais a resistência da parede lateral exercerá uma maior influência de retenção lateral.

## ANÁLISE GEOMÉTRICA

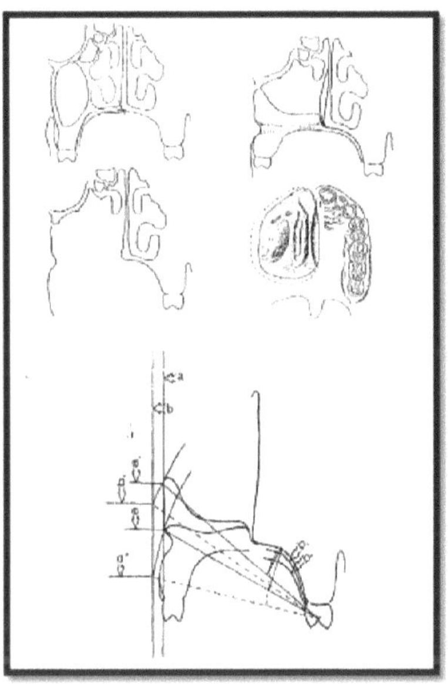

Para expressar este efeito de retenção de forma simples, um ponto que varre ao longo de um raio de um determinado eixo sofre um deslocamento vertical à medida que o ponto passa por uma determinada dimensão horizontal. A quantidade de deslocamento vertical varia em função da relação posicional do ponto de varrimento com o centro de rotação. Um ponto que percorre um arco muito acima do centro de um eixo, percorrendo uma dada dimensão horizontal, sofre uma pequena quantidade de deslocamento vertical. Outro ponto que percorre um arco de raio mais curto, posicionado apenas ligeiramente acima do eixo de rotação, sofre uma maior quantidade de deslocamento vertical dentro da mesma varredura dimensional horizontal. Portanto, a parede lateral do defeito de ressecção em sua resistência à pressão, criada pelo deslocamento arqueado do obturador, cria uma limitação horizontal que restringe o movimento periférico do aparelho. Assim, se a borda lateral for colocada o mais alto possível sem colidir com a estrutura desprotegida, o aumento da distância do eixo do fulcro cria menos deslocamento vertical e melhor retenção.

O aumento do contorno periférico lateral do obturador pode ser incongruente com o trajeto de inserção estabelecido pela restante estrutura de retenção do arco e, nessas situações, deve ser comprometido para permitir um assentamento adequado. Uma vez estabelecida a altura do contorno periférico lateral, a superfície superior restante pode inclinar-se para baixo para reduzir o peso total do aparelho.

A dimensão lateral aumentada que o aparelho assume ao obturar o defeito cirúrgico deve ser considerada. Muitas vezes, esta extensão tem de ser comprometida, pois pode colocar o bordo obturador no trajeto de excursão do ramo e criar uma interferência com as posições de equilíbrio.

O contorno nunca deve colidir com qualquer estrutura delicada desprotegida ou ter dimensões tais que não se harmonizem com os ditames da via de inserção.[22]

**ESTABILIDADE**

A estabilidade é a resistência à deslocação da prótese por forças funcionais. Muitas das estruturas anatómicas e princípios de desenho que foram discutidos para o apoio e retenção de uma prótese obturadora também proporcionam diretamente a estabilidade de uma prótese. Uma vez que a função tende a deslocar uma prótese obturadora, devem ser considerados os princípios do desenho do obturador que minimizam a rotação em torno do plano horizontal e minimizam o movimento dentro do próprio plano horizontal.

A rotação da prótese em torno do plano horizontal é a rotação observada em torno da linha de fulcro. Muitos aspectos do desenho do obturador são importantes tanto para a retenção como para a estabilidade.

O movimento da prótese no plano horizontal pode ser anteroposterior, mediolateral, rotacional ou uma combinação de qualquer uma ou de todas estas direcções. Tal como acontece com a retenção e o apoio, devem ser consideradas áreas específicas do maxilar residual, bem como o próprio defeito, para minimizar a extensão destes movimentos potenciais.[37]

**Estabilidade residual da maxila**

Se os dentes naturais permanecerem, os componentes de contraventamento da estrutura da prótese podem ser utilizados para minimizar o movimento em todas as três direcções. É vantajoso fornecer um contraventamento máximo e estender este contraventamento interproximal quando possível para minimizar o movimento rotacional e anteroposterior da prótese.

Em pacientes edêntulos, é imperativa a extensão máxima da prótese, compatível com um bom desenho da prótese completa. A extensão máxima na prega mucobucal e, especialmente, a extensão distobucal à medida que o rebordo bucal se aproxima do entalhe hamular, é importante para minimizar o movimento no plano horizontal.[37]

**Estabilidade dentro do defeito**

Tal como acontece com o apoio e a retenção, o próprio defeito deve ser considerado para aumentar a estabilidade de uma prótese obturadora. Deve ser assegurada a extensão máxima da prótese em todas as direcções laterais. No entanto, deve ser evitado o impacto na mandíbula em termos de função. Deve ser dada especial ênfase ao contacto máximo com a linha medial de ressecção, as paredes anterior e lateral do defeito, as placas pterigóides e o palato mole residual. O contacto da porção obturadora da prótese com estas estruturas minimiza o movimento anteroposterior, mediolateral e rotacional da prótese [37]

**Oclusão**

Todos os factores anatómicos mencionados, tanto para o doente dentado como para o desdentado, proporcionam retenção e estabilidade a uma prótese. A retenção desenvolvida pelo desenho adequado da prótese pode ser facilmente interrompida durante a função, tornando a prótese instável. O aspeto mais importante da estabilidade é a oclusão. Uma prótese instável resulta se a relação oclusal não mantiver um contacto íntimo da prótese com as estruturas de suporte e retenção de um maxilar residual e o seu defeito durante a função oclusal. A distribuição máxima da força oclusal em posições cêntricas e excêntricas da mandíbula é imperativa para minimizar o movimento da prótese e as forças resultantes para as estruturas individuais. O paciente com um defeito maxilar adquirido não deve mastigar sobre o defeito. Embora seja fornecido algum apoio dentro do defeito, este é normalmente mínimo quando comparado com o fornecido pela maxila residual. O paciente parcialmente edêntulo não é suscetível de ter um problema com a mastigação unilateral, e as relações oclusais existentes podem ditar muitos aspectos do esquema oclusal. Por exemplo, a sobreposição vertical acentuada dos dentes anteriores impedirá o equilíbrio oclusal na posição excêntrica. O paciente edêntulo, no entanto, pode esperar uma prótese menos estável durante a mastigação e deve ser fornecido um esquema oclusal equilibrado. O equilíbrio oclusal continua a ser uma preocupação primordial relativamente aos contactos oclusais parafuncionais utilizados noutros momentos que não a mastigação.[37]

## TAMANHO E EXTENSÃO DO OBTURADOR

Ao rever as regiões anatómicas que devem ser contactadas para apoio, retenção e estabilidade, o desenho de uma prótese obturadora torna-se simplificado. A prótese deve contactar a linha medial da ressecção e pode envolver o palato ósseo residual desde a prega mucobucal anterior até ao palato mole. Pode ser incorporado um revestimento macio para ajudar na retenção ao longo da prateleira palatina residual. Pode ser fornecida uma extensão para a abertura nasal anterior, e a superfície medial do obturador deve ser contínua com a extensão para a nasofaringe. A altura da superfície medial pode ser limitada pelos cornetos, que não devem estar em contacto com a prótese. A superfície medial do obturador não deve ser suficientemente alta para obstruir a respiração nasal, particularmente em doentes a quem foram ressecados os cornetos. O contacto com o septo nasal pode ser necessário para apoio em defeitos que ultrapassem a linha média. Este contacto deve ser feito com um material macio, e a extensão superior deve ser mínima para uma respiração nasal adequada. A superfície medial não deve ser tão alta como a superfície lateral, e o aspeto anterior deve ser mais alto do que o aspeto posterior, de modo a encorajar a drenagem do muco na direção medial e posterior para a nasofaringe.

As superfícies anterior e lateral da prótese fornecem o suporte para os músculos faciais. O contorno anterior influencia a aparência facial e, sempre que possível, deve aproximar-se da simetria facial. As superfícies anterior e lateral são contínuas com a extensão para dentro ou à volta da abertura nasal anterior anteriormente; estendem-se ao longo e acima da banda cicatricial anterior e lateral à medida que esta progride posterolateralmente até contactar a placa pterigoide ou a superfície anterior do osso temporal. A extensão inferior e lateral não deve restringir o movimento mandibular. O contacto com o suporte na região distobucal do defeito deve ser o mais extenso possível. As superfícies anterior e lateral devem estender-se superiormente tanto quanto possível para aumentar a retenção, minimizando a deslocação vertical aquando da rotação a partir da linha de fulcro. As superfícies anterior e lateral também devem ser mais altas do que a superfície média e sofrer uma diminuição gradual da altura posteriormente, de modo a encorajar a drenagem da mucosa medial e posteriormente.

A porção faríngea da prótese obturadora é contínua com as superfícies lateral e medial. Lateralmente, a porção faríngea começa na placa pterigoide e contacta com a parede lateral da faringe durante a função, mas passa abaixo da trompa de Eustáquio. A porção faríngea deve contactar a superfície superior do palato mole e pode atingir o contacto funcional com a parede posterior da faringe se o percurso de inserção e remoção permitir a extensão.

A extensão da prótese sobre o palato mole do lado não-defeito deve ser contínua com a superfície medial do obturador e é limitada pelo trajeto de inserção e remoção. O contorno da superfície inferior da prótese é influenciado pela posição do dente e pelo contorno do palato. As posições medioiateral e anteroposterior dos dentes são determinadas pelas restantes estruturas. Os princípios de fabrico de próteses completas devem ser seguidos na determinação da posição dos dentes. Se tiver sido efectuada uma boa técnica cirúrgica e uma reabilitação protética precoce, então o esquema oclusal não precisa de ser comprometido. O contorno da superfície inferior distal aos dentes não deve colidir com a mandíbula funcional. Após a colocação dos dentes, o contorno palatino deve ser simétrico com a porção da prótese que cobre o segmento maxilar remanescente. Como o peso excessivo da prótese causa problemas de retenção, a maioria das próteses obturadoras deve ser oca. Embora existam muitas técnicas aceitáveis para fabricar próteses ocas, a região palatina é frequentemente a tampa para a porção oca, e deve ser tomado um cuidado especial para assegurar uma simetria razoável.[37]

A superfície superior da prótese é por vezes modificada para melhorar a qualidade da fala. Embora a qualidade da fala, especialmente a ressonância, varie consideravelmente entre os pacientes, a variação está mais relacionada com a extensão do defeito do que com o obturador em si. Os doentes com defeitos extensos que não podem ser obturados adequadamente apesar da modificação da superfície superior da prótese podem não demonstrar uma qualidade de fala normal.[37]

As alturas das paredes anterior e lateral são determinadas pela estética e pela retenção. A altura da parede medial e a extensão faríngea são determinadas por limitações anatómicas e pelos princípios mecânicos utilizados para favorecer a drenagem. A ligação destas extensões superiores de outras superfícies determina a superfície superior. A maioria dos doentes demonstrará uma fala aceitável; os princípios protéticos não devem ser comprometidos na tentativa de proporcionar uma melhor ressonância

A criação de próteses faciais para restaurar defeitos do terço médio da face envolve muitos desafios, incluindo a obtenção de uma retenção e adaptação marginal adequadas. Os movimentos do lábio mandibular e da bochecha podem interromper o selamento de uma prótese facial e comprometer a retenção. A ausência de movimento dinâmico do lábio maxilar impede a fala e a deglutição adequadas e resulta numa falta de competência oral ou numa competência oral comprometida. Assim, uma retenção fiável é muito importante para o sucesso de uma prótese facial. Os tecidos moles à volta dos defeitos do meio da face podem não ser ideais para a retenção adesiva. Os cortes inferiores dos tecidos podem ser utilizados para a retenção se os cirurgiões prepararem os tecidos moles residuais para criar regiões de corte inferior. No entanto, os cortes inferiores proporcionam frequentemente uma retenção insuficiente e podem causar irritação dos tecidos moles. Se estiver presente tecido irradiado, os cortes inferiores de tecido podem ser contra-indicados. Para obter uma prótese mais estável e retentiva, tem sido referida a ligação de próteses faciais a obturadores maxilares. A ligação de próteses faciais e intra-orais resulta frequentemente no movimento da prótese facial durante a mastigação, especialmente quando os pacientes edêntulos são tratados com obturadores maxilares.

A reconstrução cirúrgica de grandes defeitos tem sido limitada pelo tamanho e pela causa dos defeitos, por dificuldades técnicas e pela necessidade de múltiplos procedimentos. Pequenos defeitos do terço médio da face podem ser reconstruídos principalmente com métodos cirúrgicos, especialmente quando o paciente tem uma fenda labial. Em situações mais graves, a rigidez e a imobilidade de um lábio maxilar reconstruído cirurgicamente podem dificultar o acesso à cavidade oral e interferir com a função normal. Além disso, a reconstrução cirúrgica não pode ser efectuada em alguns doentes devido ao seu historial médico comprometido.

As margens das próteses do terço médio da face para defeitos adquiridos podem nem sempre encaixar perfeitamente devido ao movimento e amplitude de movimento dos tecidos adjacentes ao defeito. Retenção mecânica por meio de encaixes esféricos fixados na prótese obturadora. As próteses faciais e intra-orais não devem ser ligadas uma à outra, porque podem ocorrer movimentos embaraçosos da prótese facial durante a mastigação e porque a inserção e remoção de qualquer uma das próteses pode ser mais difícil.[24]

## CONSIDERAÇÃO EXTRA-ORAL

### Retenção anatómica

Para tal, é necessário utilizar os tecidos duros e moles da zona da cabeça e do pescoço. A retenção depende de muitos factores para um resultado final bem sucedido. Estes factores estão relacionados com a localização e o tamanho do defeito, a mobilidade dos tecidos ou a falta dela, os cortes inferiores e o peso do material da prótese final.

Os tecidos duros actuam como uma base contra a qual assentar a prótese e para proporcionar uma melhor vedação da prótese com a utilização de um adesivo. Exemplos seriam qualquer parede óssea de um defeito com o qual parte do dispositivo protético entrará em contacto ou um remanescente cartilaginoso da orelha.

Os tecidos moles revelam-se mais problemáticos devido à sua flexibilidade, mobilidade, falta de um suporte ósseo basal, menor resistência ao deslocamento quando é aplicada uma força, deficiências como base para fixar firmemente o adesivo cirúrgico durante a cimentação e a natureza fisiológica dos tecidos ectodérmicos escamosos. Um exemplo disto é a prótese orbital [45]

## RETENÇÃO ANATÓMICO-MECÂNICA

A presença de rebaixos na cavidade nasal, nas margens laterais do defeito e na fossa orbital ajudará na retenção. Devem ser feitas recomendações ao cirurgião quando o acesso ou o aumento dessas áreas puderem ser melhorados cirurgicamente. A remoção dos cornetos ou a preservação das saliências ósseas podem ser efectuadas aquando da ressecção inicial. O desenvolvimento de bolsas revestidas com enxerto de pele para retenção é efectuado no momento da ressecção inicial do tumor.

Quando o conteúdo orbital é exenterado, o cirurgião deve ser instruído a revestir as paredes ósseas da órbita com enxertos de pele de espessura parcial[23]

**Próteses orbitais**

A exenteração orbital produzirá normalmente uma abertura externa relativamente pequena num defeito maior quando o seio maxilar é removido como parte do procedimento. Nestes doentes, a margem inferior da pele não tem normalmente apoio e é móvel, a menos que seja apoiada por uma extensão obturadora.

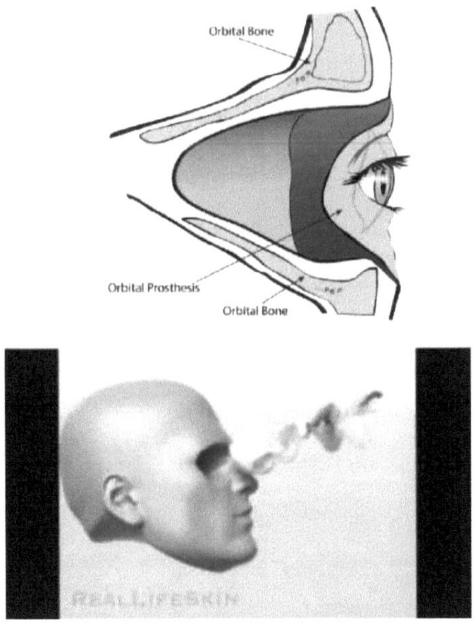


A retenção anatómica pode ajudar a reter uma prótese orbital, mas a natureza instável do tecido de suporte inferior torna normalmente necessária a utilização de um adesivo. No entanto, ao utilizar um conformador flexível no espaço do defeito, pode ser fornecida uma retenção mecânica que eliminará a dependência de adesivos para fixar a prótese orbital.[39]

**Próteses nasais**

A remoção parcial ou total do tecido nasal pode criar uma variedade de possibilidades anatómicas de retenção devido aos espaços subdefeitos proporcionados pela cavidade nasal e pelo seio maxilar.

A remoção parcial do nariz pode ser tratada com uma prótese do tipo "patch", utilizando projecções suaves nos cortes inferiores para retenção. Este tipo de prótese pode ser eficaz se o tecido circundante estiver orientado na linha média e bem apoiado, mas pode necessitar de algum suporte interno se as margens forem pendentes.

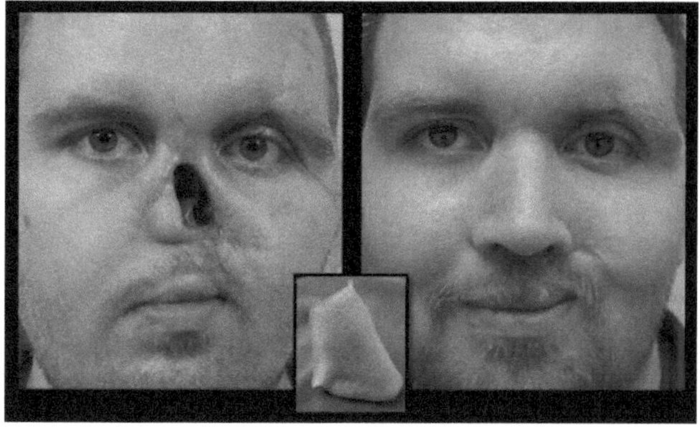

Os defeitos nasais laterais podem ser tratados de forma semelhante com projecções de próteses, fazendo uso de forças gravitacionais e espaços anatómicos para retenção. Se o seio maxilar for exposto pela ressecção lateral, pode ser utilizado um espaço de retenção adicional. Deve ter-se o cuidado de monitorizar a resposta do epitélio respiratório à pressão exercida pelas extensões. As próteses anatomicamente retidas, como estas, são particularmente úteis se o tecido nasal adjacente estiver constantemente a mover-se sob uma margem ou não tiver suporte.

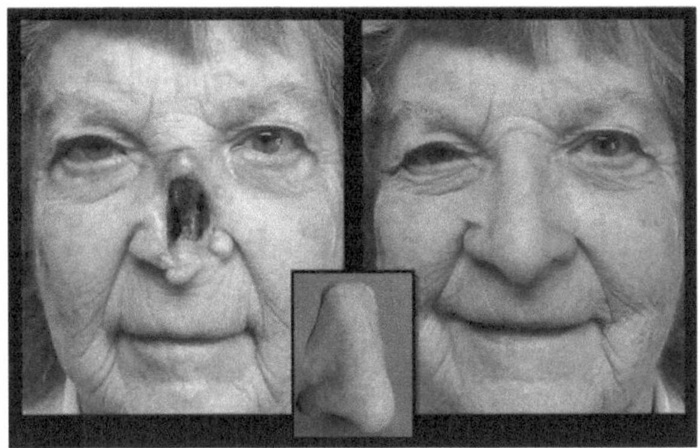

A excisão total do nariz pode oferecer menos oportunidades de retenção de tecido se os seios maxilares não forem expostos. A extensão interna pode ser demasiado cónica para proporcionar retenção, mas pode proporcionar apoio contra as forças descendentes da gravidade ou o peso das armações dos óculos.

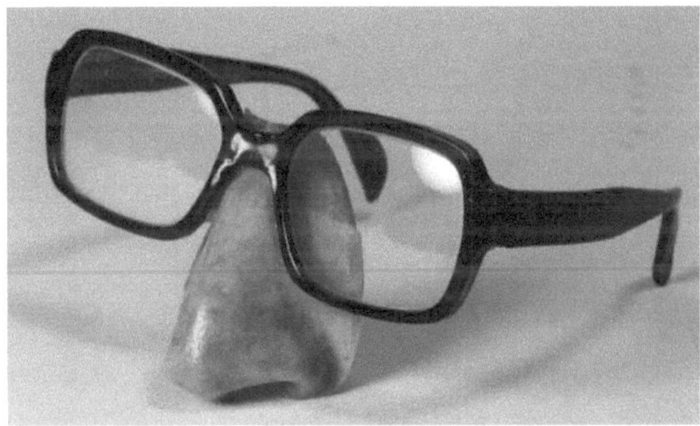

Ocasionalmente, os rebaixos de tecido externos adequados permitirão que a prótese seja retida sem adesivos. Se os seios maxilares estiverem abertos, proporcionam um grande espaço lateral para a retenção. A extensão para este espaço pode ser adequada para manter as margens inferiores da prótese contra o tecido. Uma extensão suave no rebaixo superior pode ancorar a área da ponte da prótese, ou as armações dos óculos podem ser ajustadas para servir o mesmo objetivo. [39]

O acesso desfavorável ao assoalho nasal é geralmente o resultado de um fragmento reconstruído do lábio superior. Estes ficam frequentemente cicatrizados, o que constitui uma barreira à colocação da prótese intra-oral ou impede extensões adequadas a áreas de superfície que poderiam facilitar a retenção e a estabilidade. Os cornetos aumentados ou deslocados também podem impedir o acesso a regiões que poderiam melhorar a retenção. A falta de rebaixos laterais ou posteriores na cavidade nasal ou nas paredes antrais do defeito reduz muito o potencial de retenção mecânica intradefectal. Quando presentes, estes tecidos retentivos devem ser revestidos com uma superfície epitelial queratinizada, caso se pretenda que sejam úteis na retenção da prótese. A melhor forma de o fazer é na altura da ressecção do tumor, com a utilização de enxertos de pele de espessura parcial[23]

**Prótese auricular**

A remoção parcial da orelha ou a reconstrução parcial pode deixar tecido que pode ser adequado para o suporte de uma prótese. O tecido remanescente deve ter rigidez cartilaginosa suficiente para suportar o peso da prótese e permanecer estável durante a moldagem. Ao envolver várias convoluções do tecido remanescente, pode ser feita uma prótese que será retida com algum grau de segurança. No entanto, essa prótese pode ser um compromisso e podem ser necessários adesivos para complementar a retenção anatómica.

O canal auditivo externo aberto pode ser utilizado para retenção e localização de próteses auriculares totais em doentes devidamente selecionados. Esta área de retenção, quando utilizada com uma peça de têmpora de óculos tensionada medialmente sobre a margem superior, pode reduzir ou eliminar a necessidade de adesivos na retenção da prótese auricular.

Embora a extensão da prótese possa diminuir a audição no lado afetado, este procedimento pode reduzir o problema da deslocação constante da pele e da falha da ligação adesiva associada na margem anterior da prótese.[39]

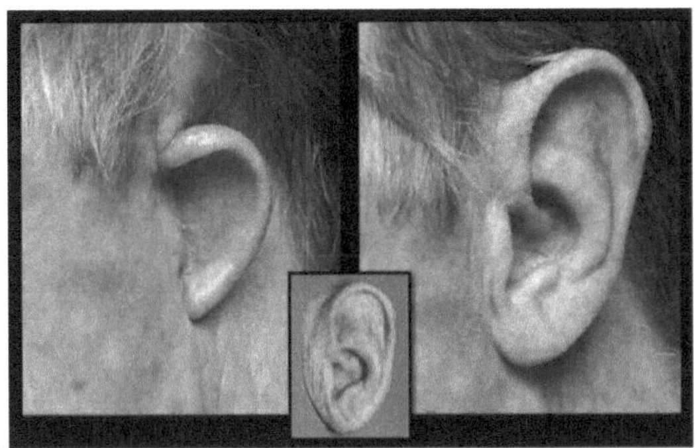

Os factores extra-orais importantes a considerar são o estado dos lábios superior e inferior, a localização da margem do defeito, a mobilidade dos leitos de tecido de suporte, os cortes inferiores disponíveis, a natureza do tecido de suporte, a quantidade de contratura cicatricial e as ajudas cirúrgicas.

O envolvimento cirúrgico extenso do lábio superior resulta numa faixa residual de tecido labial deficiente ou não funcional. Ao preservar um pequeno fragmento de lábio, o encerramento cirúrgico resulta frequentemente numa constrição ou distorção de uma ou ambas as comissuras. Se isto ocorrer, a abertura e o acesso limitados à cavidade oral restringirão o tamanho e impedirão a inserção de uma prótese intra-oral concebida de forma ideal. Felizmente, a mobilidade e a função do lábio inferior raramente são afectadas. O lábio inferior é um importante articulador da fala e é necessária uma função normal para manter a competência oral. Embora o lábio inferior possa ser restaurado proteticamente, a fala nunca será normal e o doente perderá constantemente saliva pelos cantos da boca.

A reconstrução do lábio superior é frequentemente desaconselhada. O lábio superior reconstruído é rígido e imóvel e geralmente deslocado posterior-superiormente. Embora possa proporcionar retenção para a porção extra-oral da prótese, fá-lo com o risco de reduzir a abertura oral para níveis desfavoráveis. Além disso, podem surgir dificuldades na articulação da fala, especialmente quando o lábio superior se encontra numa posição anormal. A ressecção completa do lábio superior é recomendada quando a avaliação cirúrgica pré-operatória revela um envolvimento extenso de mais de metade. O estímulo propriocetivo de um lábio inferior intacto e funcional pode ajudar a equilibrar e estabilizar uma prótese médio-facial de grandes dimensões. O estado e a posição do lábio inferior afectam diretamente a articulação da fala, o controlo da saliva e o resultado estético final. Um comprometimento grave da inervação motora ou sensorial do lábio inferior ou uma posição anormal secundária ao encerramento cirúrgico impedirão uma reabilitação protética satisfatória [23]

A retenção da porção facial é efectuada por meio de correias, adesivos, fita adesiva, armações de óculos, pala, cortes inferiores utilizáveis, dentes ou uma combinação destes métodos. Quando a ação capilar da saliva e a percolação de fluidos em qualquer uma das periferias constitui um problema, deve ser utilizada uma retenção que não seja adesiva, uma vez que estes fluidos tornarão o adesivo ineficaz [23]

Em doentes tratados com próteses nasais, são frequentemente utilizados para a retenção os rebaixos de tecido naturalmente disponíveis. Alguns tecidos subcortados podem ser revestidos com epitélio respiratório. Estes doentes podem não ser capazes de usar a prótese durante muito tempo sem sentirem um grande desconforto devido à natureza abrasiva do material de silicone. O movimento de uma prótese de silicone pode desgastar e ulcerar os tecidos de suporte. A superfície do tecido de uma prótese de silicone processada em moldes de gesso é áspera e altamente abrasiva e não pode ser acabada para produzir uma superfície lisa. A natureza do material utilizado, bem como a condição física e o historial dos tecidos de suporte, devem ser cuidadosamente considerados. Os doentes irradiados, em particular, têm os tecidos comprometidos e são pouco adequados para suportar a natureza abrasiva da maioria dos materiais resilientes.[1]

A retenção adicional é sobretudo necessária em casos invulgares, tais como grandes defeitos que envolvam metade da face ou tecidos fortemente irradiados, quando a utilização de adesivos não é viável. É aconselhável utilizar óculos como uma retenção mecânica indireta que, ao mesmo tempo, oculta as margens da prótese. Os óculos devem estar livres da prótese e não fazer parte dela. Para além dos óculos, uma fita elástica pode ser útil para segurar os óculos e ajudar a reter a prótese [45]

# CAPÍTULO 6. RETENÇÃO MECÂNICA

Nesta categoria, o operador dispõe de uma miríade de dispositivos e técnicas comprovadas que pode considerar e utilizar consoante o caso.

**Retenção mecânica temporária**

Pode ser um arame forjado de aço inoxidável de calibre 18 que pode ser rapidamente adaptado a um molde dos dentes restantes para reter a prótese provisória durante o período de cicatrização. Alguns grampos de arame vêm pré-formados e podem ser facilmente incorporados no palato acrílico de um obturador ou sela numa prótese inferior ou numa dentadura previamente existente.

Outros fechos de fio de aço inoxidável pré-formados incluem os fios labiais Adams, Arrowhead, Akers, Roach ou Hawley.

As bandas ou coroas de aço inoxidável pré-formadas podem ser adaptadas a uma criança ou adulto para aumentar a forma de retenção de um dente mutilado ou cónico. Podem ser utilizados olhais ou bandas extra-soldados com suportes pré-soldados para criar rebaixos nestas coroas para uma melhor retenção do fecho.

Quando um protésico maxilofacial não está disponível, uma prótese antiga pode ser fixada com arame para obturar uma hemisecção maxilar. Esta fixação ou retenção com arame é interna ao osso infra-orbital ou zigoma.

A retenção temporária intra-oral também pode ser ilustrada pela construção e inserção de uma moldeira de tântalo para ajudar a reter um enxerto de costela ou segmentos mandibulares fracturados durante a cicatrização.[45]

## Retenção mecânica permanente:
### Fechos fundidos

O método mais comum para reter uma prótese é um fecho de metal fundido que entra num corte inferior. O fecho corretamente concebido e fabricado proporcionará estabilidade, imobilização, suporte bilateral e reciprocidade, bem como retenção.

O fecho fundido adapta-se com maior sucesso a uma boca previamente condicionada para o receber, ou seja, uma boca com moldes bem desenhados, estudados e ajustados sobre os dentes pilares. Esta extensão metálica da prótese removível é melhor designada por retentor direto. Devido à sua construção, o retentor direto tem contacto com o dente pilar e, por isso, encaixa-se nele para se estender à sua volta mais de 180 graus e resistir à deslocação causada por forças de deslocação razoáveis.

O fecho estende-se para uma área inferior ou infra-bulbar do dente de suporte, de modo a obter retenção. Só evita danos nos tecidos de suporte dos dentes pilares se for cuidadosamente concebido como parte da prótese parcial.

**Várias qualidades da conceção do fecho influenciam o grau de retenção.**

Estes incluem o comprimento, o diâmetro, a conicidade, o material e os contornos gerais do fecho de retenção, bem como a profundidade do corte inferior utilizado.

**Comprimento do braço do fecho de retenção:**

A capacidade de um braço de fecho de se flexionar e relaxar à medida que passa sobre a altura do contorno e fica em repouso numa área de corte inferior é diretamente proporcional ao cubo do seu comprimento. Como exemplo, um braço de fecho que é aumentado de 5 para 6 mm de comprimento, uma alteração de 20%, terá a sua taxa de deflexão de carga amplificada em aproximadamente 75%.

**Diâmetro do braço do fecho de retenção:**

A influência deste fator foi calculada como sendo inversamente proporcional à quarta potência do diâmetro. Assim, um aumento muito pequeno no diâmetro da secção transversal de um braço de fecho pode influenciar significativamente a sua capacidade de flexão e relaxamento.

**Forma do braço do fecho de retenção:**

Um braço de fecho cónico tem maior flexibilidade do que um braço de contorno uniforme. O afunilamento correto aumenta muito a flexibilidade de um braço de fecho.

**Material do braço do fecho de retenção:**

Uma vez que um fecho forjado é uma estrutura fibrosa, é mais flexível do que um fecho fundido, que é de estrutura cristalina mais frágil. Além disso, algumas ligas metálicas fundidas são inerentemente mais flexíveis do que outras. Ao comparar uma prótese parcial de ouro fundida representativa do tipo IV com um exemplo da família de ligas de cobalto-crómio, nota-se uma diferença acentuada na flexibilidade dos dois materiais.

**Contorno do braço do fecho de retenção:**

Dois factores exercem aqui a sua influência. Um braço de fecho que é meio redondo, como a maioria dos braços de fecho fundidos, é mais flexível do que um braço de fecho redondo do mesmo diâmetro. O contorno do braço do fecho em relação ao seu plano no espaço também pode ser um fator. Um braço de fecho que atravessa a superfície do dente, desde o conetor menor num aspeto proximal até ao ponto de retenção perto da superfície proximal oposta, tem uma componente horizontal e uma componente vertical no seu contorno. À medida que este fecho se deforma e passa sobre uma altura de contorno, a deformação ocorre na componente horizontal por um alongamento das moléculas no lado adjacente ao dente e pela sua compressão no lado afastado da superfície do dente. Isto requer uma força maior do que o movimento de torção ou deslizamento das moléculas que ocorre na componente vertical. Assim, o caminho do braço do grampo através da superfície do dente pode afetar a sua taxa de deflexão de carga.

**Profundidade do corte inferior empregue:**

Este fator influencia a quantidade de deformação necessária para ultrapassar a altura do contorno de um dente pilar. É talvez o fator que mais frequentemente varia no estabelecimento da retenção.

**Braço de fecho recíproco.**

Um fecho retentivo é concebido para se deformar à medida que passa sobre a altura do contorno do dente pilar e para regressar ao seu estado passivo original quando se coloca na área infra-bucal. A componente lateral da força necessária para provocar a flexão do braço do grampo é contrariada por uma força igual e oposta contra a superfície do dente. Uma vez que o dente pilar está suspenso por uma série de ligamentos que permitem pequenas quantidades de movimento fisiológico, uma parte desta ação global é compensada pelo deslocamento do dente. Este movimento ocorre cada vez que a prótese parcial é colocada no lugar e cada vez que é removida. A deslocação lateral repetida desta magnitude para o dente pilar tornar-se-ia rapidamente patológica e resultaria na perda de apoio e estabilidade. Esta situação é mantida sob controlo, oferecendo apoio recíproco ao dente no lado oposto ao braço do fecho de retenção. Este apoio deve estar localizado numa linha diretamente oposta à ponta do fecho retentivo e deve ser contínuo durante todo o período de tempo em que a ponta do fecho retentivo está a aplicar uma força contra o dente do pilar.

Embora não seja obrigatório, é geralmente mais conveniente localizar o rebaixo retentivo na superfície vestibular do dente pilar. A reciprocidade é então realizada através de um plano de orientação oposto ao rebaixo retentivo no dente pilar, em combinação com um braço de fecho mais rígido no retentor direto. Este último braço de fecho entra em contacto com o plano ao mesmo tempo que o braço de fecho retentivo entra em contacto com a superfície supra-bulbar, e permanece em contacto contínuo até a prótese parcial estar completamente assente.

**Descanso oclusal**

A resistência ao movimento de uma prótese em direção ao tecido é enfatizada no desenho da prótese parcial removível. Esta parte do retentor direto é a unidade da estrutura da prótese parcial concebida especificamente para encaixar num assento de descanso preparado no dente pilar.

**Serve vários objectivos:**

• Para proporcionar um ponto de orientação positivo entre a prótese parcial e o seu pilar.

• Para resistir ao assentamento excessivo da prótese parcial e à subsequente colisão dos tecidos periodontais; e para servir de ponto de transmissão de tensão ao dente pilar, o mais próximo possível do seu longo eixo.

Embora um assento de descanso possa assumir várias formas, é habitualmente localizado na superfície oclusal dos dentes pilares posteriores ou na superfície lingual dos pilares anteriores. É compreensível a necessidade de apoios oclusais, apoios do cíngulo ou apoios incisais. O número e a localização desses apoios são determinados pelo número, posição e saúde dos dentes remanescentes, bem como pelo tamanho e localização do defeito. A colocação de apoios oclusais deve ser suficientemente extensa para minimizar o movimento da prótese em direção ao tecido. Os apoios oclusais devem ser colocados o mais próximo possível do defeito e adjacentes às áreas edêntulas. Devem ser bem arredondados de modo a permitir algum movimento da prótese sem colocar um binário excessivo nos dentes.[37]

**Dentes**

O envolvimento carioso dos dentes remanescentes deve ser resolvido, e o estado periodontal destes dentes deve ser optimizado. Pode ser necessária a imobilização fixa de alguns ou de todos os dentes do segmento remanescente, se houver dúvidas quanto à sua capacidade de suportar uma prótese grande.[37]

**- Tipos de retentores diretos extracoronais**

**> Fecho circunferencial fundido**

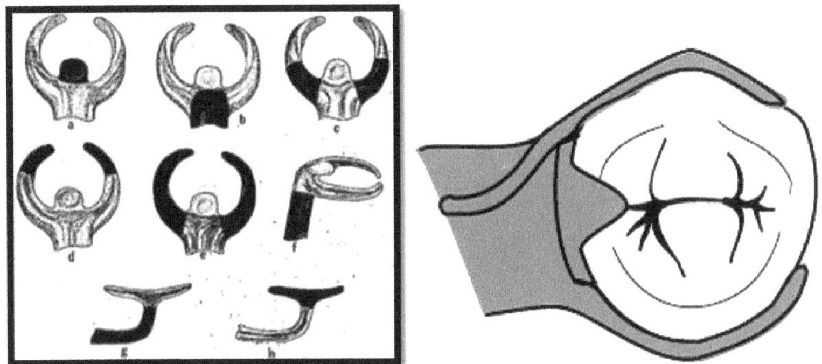

O fecho circunferencial fundido, ou fecho Akers como é por vezes chamado, é um dos fechos mais frequentemente utilizados devido à sua fiabilidade, facilidade de fabrico e adaptabilidade. É particularmente indicado em situações em que a prótese será totalmente suportada pelos dentes e não serão encontradas alavancas de inclinação, em espaços de modificação, ou no lado da arcada oposto a um espaço edêntulo unilateral. Deve ser evitado em pilares adjacentes a uma substituição de sela de extremidade livre.

O fecho circunferencial fundido é provavelmente o desenho de fecho mais utilizado em todas as próteses parciais removíveis definitivas e também em próteses obturadoras (Gordon E. King 1983),

**> Fecho de combinação circunferencial em ferro fundido**

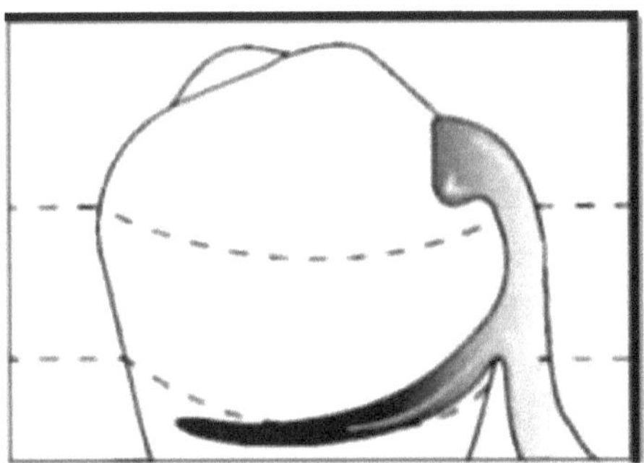

Geralmente, os fechos de arame forjado são utilizados para próteses obturadoras cirúrgicas e provisórias. No entanto, também são utilizados

eficazmente em obturadores definitivos.[11]

**> Aplicação de fio leve**

O termo fio leve deve identificar prontamente um tipo de fecho de fio não fundido. O fio de platina-ouro-paládio é considerado por muitos como o melhor dos fios de ligas de metais preciosos disponíveis para serem incorporados em estruturas de próteses parciais removíveis. Os fios de ligas não preciosas de cobalto, crómio e níquel, como o fio Ti-wire (Ticonium Co., Albany, N.Y.) são muito mais populares e amplamente utilizados.

Também estão disponíveis fios ortodônticos de aço inoxidável e grampos pré-fabricados que são normalmente utilizados para reter a prótese de resina totalmente acrílica.

Os grampos de arame são muito mais activos e mais facilmente activados do que os grampos de gesso. O efeito "outrigger" de um obturador com a resultante alavancagem contra os dentes de suporte torna imperativo que seja fornecida uma reciprocidade adequada para cada dente que é fixado.

Os fechos de arame são utilizados para próteses obturadoras cirúrgicas e provisórias porque podem ser facilmente adaptados aos dentes e incorporados - em próteses de resina alacrílica. Também são utilizados em obturadores definitivos quando não é indicada uma estrutura de gesso, ou podem ser incorporados no desenho do obturador com uma estrutura de gesso ou utilizados como um fecho de reparação ou "adicional". A sua flexibilidade permite uma colocação fácil em rebaixos de profundidade variável com contacto pontual ou de área, dependendo do grau de retenção e contraventamento pretendido. Pode ser necessário um certo grau de folga, que variará de acordo com as trajectórias divergentes de inserção ou "manobras" necessárias para assentar a prótese. A folga do fecho pode resultar na perda de reciprocidade quando a base do obturador não é mantida contra o dente pilar e pode tornar-se um problema se o fecho perder a sua adaptação ou "abrir".

A necessidade de retenção pura é frequentemente menor do que a necessidade de maior estabilidade. O fecho de arame não precisa de ser colocado em cortes profundos para ser eficaz. O efeito de contraventamento é igualmente importante. O contraventamento reduz o movimento da prótese no plano horizontal e a maior flexibilidade de um grampo de arame longo permite uma ação de quebra de tensão que reduz o torque no dente pilar. [11]

## INDICAÇÕES PARA FECHOS CIRCUNFERENCIAIS FUNDIDOS

### Caraterísticas de base

O fecho circunferencial fundido é um fecho suprabulge e, portanto, não é tão retentivo quanto um fecho em barra do mesmo comprimento e no mesmo rebaixo. No entanto, o fecho circunferencial oferece mais contenção, devido ao seu contacto longo e íntimo com as superfícies facial e lingual de um dente pilar. É o mais capaz de transmitir o torque de uma base de extensão ao seu dente de suporte.

Aramany classificou os defeitos e indicou onde a retenção vestibular e lingual poderia ser vantajosa. *Firtell e Grisius* compararam a eficácia relativa dos grampos supra e infrabucais quando sujeitos à deslocação desigual de uma situação obturadora. *Gay e King* chamaram a atenção para a eficácia da retenção lingual, se possível, a partir dos dentes opostos ao defeito.

*Martin* verificou que o obturador reduzia a eficácia dos grampos no lado oposto do resto do defeito e que a retenção lingual era mais eficaz do que a retenção bucal. No entanto, também descobriu que, quando a arcada anterior e a dentição estão presentes, a retenção indireta e o efeito de contraventamento da placa lingual com retenção bucal eram mais eficazes do que a retenção bucal e lingual ou a retenção lingual isolada. O desenho de retenção mais eficaz à medida que o suporte dentário se aproximava de uma linha reta era a retenção vestibular e lingual.

Se for possível a retenção lingual, esta é utilizada juntamente com a retenção bucal. Frequentemente, a cúspide de Caribelli será tudo o que está disponível.

Se a retenção lingual não estiver disponível, então uma placa lingual completa irá melhorar a retenção maximizando o bracing e fornecendo alguma retenção indireta. Se não faltarem dentes na arcada dentária restante, devem ser utilizados grampos de embrasure entre os dentes terminais. Quando um fecho de embrasure é usado, o fecho circunferencial fundido é preferido porque é mais curto, menos uma armadilha de comida, e menos provável de fraturar do que um fecho de barra que sai de um embrasure facial oclusal. Se estiverem disponíveis espaços de modificação na arcada dentária restante, pode ser considerado todo o espetro de possibilidades de retenção.

As caraterísticas de contraventamento do fecho circunferencial fundido tornam-no particularmente vantajoso para utilização em dentes posteriores, ou pelo menos como braço lingual de um desenho de fecho. O mesmo resultado é obtido com a utilização da placa lingual.

A maior causa de fracasso dos fechos circunferenciais fundidos são os fechos partidos e os conectores menores. Se for planeado um fecho de embrasure, deve haver espaço adequado para o metal passar através dos embrasures oclusal-bucal e lingual. Estes fechos têm de ter espaço suficiente para se adaptarem à oclusão do doente e têm de ter volume suficiente para a força de que necessitam para funcionar corretamente.

A escolha entre um fecho circunferencial fundido e um fecho em barra para obter retenção lingual requer um julgamento clínico. Embora a barra I seja mais retentiva, falta-lhe contraventamento e geralmente não é tão bem tolerada a partir do primeiro molar anteriormente. Geralmente, os componentes verticais múltiplos no lado lingual da prótese não são tão confortáveis, são mais difíceis de limpar e estão mais sujeitos a falhas de fundição do que uma placa lingual ou uma combinação de braços de fecho circunferencial lingual.[11]

Esta é uma adaptação da primeira forma de fecho descrita e substitui o fecho fundido por um arame forjado com contornos no lado de retenção. Pode ser utilizado sempre que o fecho circunferencial totalmente fundido for indicado mas, além disso, pode ser utilizado numa situação de sela de extremidade livre. Devido à sua maior capacidade de flexão em qualquer direção, é mais provável que as alavancas de inclinação sejam dissipadas sem que sejam dirigidas forças adversas para o dente do pilar.

O fecho é um pouco mais complicado de fabricar pelo técnico e é ligeiramente mais suscetível de ser distorcido pelo doente e de fraturar após utilização repetida. É mais adequado para utilização na região anterior devido ao seu aspeto mais estético. Tem maior adaptabilidade do que muitos dos grampos fundidos e, devido ao seu contacto linear com a superfície do esmalte, tem menos tendência para catalisar a cárie recorrente.[45]

> **Combinação circunferencial fundida com barra em T ou fecho Roach-Akers**

Este fecho proporciona uma abordagem cervical à superfície do dente e oferece a oportunidade de tirar partido de um rebaixo distobucal ou distolabial existente. É indicado em situações de extensão distal unilateral ou bilateral.

Tem a reputação de tratar o dente pilar de uma forma mais agradável na situação em que a rotação da base, sob carga, é um problema. Infelizmente, também é conhecido por criar uma armadilha alimentar que requer uma atenção meticulosa por parte do utilizador.

> **Argola ou fecho de argola**

Esta forma de fecho também utiliza um rebaixo adjacente à área edêntula, mas alcança-a circunavegando o dente. É especialmente aplicável para utilização em pilares de molares solitários distal ao espaço edêntulo que estão inclinados ou inclinados a um grau exorbitante.

Existem outras formas de fechos, e suas modificações, que se prestam a determinadas situações; no entanto, as ilustradas podem servir adequadamente como um armamentário bastante completo para o dentista restaurador [45]

A perda de suporte de uma prótese parcial removível por um doente que tenha sido submetido a uma maxilectomia causa um aumento da pressão, do binário e da ação de alavanca nos tecidos duros e moles associados. As próteses parciais removíveis concebidas para doentes com maxilectomia são ainda mais complicadas devido ao peso adicional do obturador. Para ajudar a compensar as diferenças de torques e alavancas no doente com maxilectomia, alguns dentistas utilizam superfícies de retenção no aspeto lingual dos dentes pilares. Outros dentistas utilizam o método mais convencional de colocar retenção na face vestibular dos dentes pilares.

A "resistência à retenção" foi definida como a força necessária para deslocar uma prótese parcial removível do seu assento numa direção vertical.

A retenção de uma prótese parcial removível não é tão importante como a estabilidade. Quando um obturador é incluído numa prótese parcial removível, a estabilidade é difícil sem retenção. O peso do obturador contraria a retenção e a estabilidade. Como indicado pelos resultados, um obturador colocado no lado oposto do resto do braço de retenção de um fecho reduz a capacidade de retenção desse fecho. A quantidade de retenção que se perde é quase igual ao peso do obturador, uma vez que esse peso é aplicado na trajetória de retirada. N" estas situações, o obturador, o resto e o braço de retenção (retenção vestibular) constituem uma alavanca de classe I. Se fosse permitido rodar, o braço de retenção seria alavancado mais profundamente no seu rebaixo e aumentaria a sua retenção na direção vertical. Os componentes estabilizadores da estrutura de teste parecem impedir este tipo de ação.

A colocação do braço de retenção no mesmo lado que o obturador estabelece uma alavanca de Classe II. Embora os componentes estabilizadores da estrutura de teste tendam a impedir que o braço retentivo seja deslocado para fora do seu rebaixo por rotação, o componente vertical da força rotacional causada pelo obturador é suficiente para reduzir a capacidade retentiva de um braço retentivo colocado lingualmente. Portanto, a retenção lingual foi reduzida pela presença do obturador.

Os dados indicam que um fecho infrabucal foi mais afetado pela presença do obturador do que um fecho suprabucal. A retenção lingual foi maior do que a retenção vestibular. O ângulo de convergência do rebaixo no lado que representava a retenção lingual foi maior do que no lado que representava a retenção vestibular. Embora a profundidade do rebaixo fosse a mesma (0,02 polegadas), o braço de retenção na lingual teria de percorrer uma inclinação mais acentuada durante a remoção. A distância que o braço retentivo percorreria antes de ser completamente removido seria menor na superfície lingual do que na bucal, se o ângulo fosse menor e na mesma posição relativa. Se os rebaixos fossem os mesmos, a força total necessária para remover um fecho através de um ângulo maior e uma distância menor seria igual à força total para remover um fecho através de um ângulo menor e uma distância maior. O ângulo maior no lado lingual exigiria que a força para o deslocamento inicial fosse maior. Isto é verdade porque apenas uma pequena distância é necessária para registar o deslocamento inicial do ângulo e não todo o comprimento do rebaixo.

A capacidade de retenção de todos os designs de grampos testados foi afetada negativamente (até certo ponto) pela adição de um obturador à estrutura. Portanto, as considerações de design devem incluir tentativas de apoiar o obturador com outros meios além da dentição remanescente para minimizar as tensões nos tecidos de suporte. A retenção, bem como o suporte, devem ser obtidos através da extensão adequada do obturador para utilizar as estruturas anatómicas restantes.

A presença de um obturador reduz a capacidade de retenção de uma prótese parcial removível. A retenção lingual parece oferecer mais resistência à deslocação do que a retenção bucal. Os desenhos de fecho infrabucal parecem ser mais retentivos do que os desenhos de fecho suprabucal.[8]

O desenho e a alavancagem deviam ser utilizados para distribuir, neutralizar ou controlar as forças funcionais previstas, de modo a que cada elemento de suporte, estabilização ou retenção da cavidade oral pudesse ser utilizado com a máxima eficácia, sem ser sujeito a tensões para além dos seus limites fisiológicos. A preservação dos dentes remanescentes, que é fundamental para o suporte, estabilização e retenção da prótese, é um objetivo primordial em todas as classes.

Os princípios gerais do desenho da prótese parcial removível (RPD) também se aplicam ao desenho da prótese obturadora. Entre eles, destacam-se (1) a necessidade de um conetor principal rígido (2) planos-guia e outros componentes que facilitem a estabilidade e o suporte (3) um desenho que maximize o suporte (4) apoios que coloquem forças de suporte ao longo do eixo do dente pilar (5) retentores diretos que sejam passivos em repouso e ofereçam resistência adequada ao deslocamento sem sobrecarregar os dentes pilares e (6) controlo do plano oclusal que se opõe ao defeito, especialmente quando envolve dentes naturais.

Além disso, muitas considerações exclusivas envolvidas no desenho são fornecidas pela natureza do problema e pelo tratamento necessário. Entre elas estão (1) a localização e o tamanho do defeito, especialmente no que se refere aos dentes remanescentes (2) a importância do dente pilar adjacente ao defeito, que é fundamental para o suporte e a retenção da prótese obturadora (3) a utilidade da banda cicatricial lateral, que se flexiona para permitir a inserção da prótese, mas tende a resistir ao seu deslocamento e (4) o uso do inspetor para examinar o defeito com o objetivo de localizar e preservar os cortes inferiores úteis ou eliminar os cortes inferiores indesejáveis.

As forças que são importantes na conceção de uma estrutura de prótese obturadora foram discutidas por Aramany.

Resumidamente, estas são: forças verticais descendentes (devido à gravidade); forças verticais ascendentes (oclusais); forças de rotação (que são multidireccionais em torno de linhas de fulcro em constante mudança); e forças anteroposteriores, devido a prematuridades oclusais. A margem óssea do defeito cirúrgico torna-se frequentemente um fulcro importante quando o obturador está completamente assente e carregado.

O prognóstico do obturador melhorará com (1) o tamanho (quantidade remanescente após a cirurgia) e a curvatura da arcada; (2) a qualidade do tecido que cobre a crista e reveste o defeito; (3) um alinhamento do pilar que seja curvo em vez de linear; e (4) a disponibilidade de dentes no lado do defeito para suporte e retenção. Muitos desenhos requerem a cobertura total do palato restante para um suporte máximo.[12]

## CLASSE I : FORMA DE ARCO CURVO

A categoria de classe 1 representa o defeito de ressecção maxilar clássico, em que o palato duro, o alvéolo, a crista e a dentição são removidos até à linha média. Este defeito unilateral é o mais comummente observado na prática de reabilitação maxilofacial. *Armany* fez várias recomendações relativamente ao desenho da estrutura para esta classe, propondo um desenho linear se os dentes anteriores remanescentes não fossem utilizados para suporte ou retenção e um desenho tripodal se os dentes anteriores fossem utilizados.

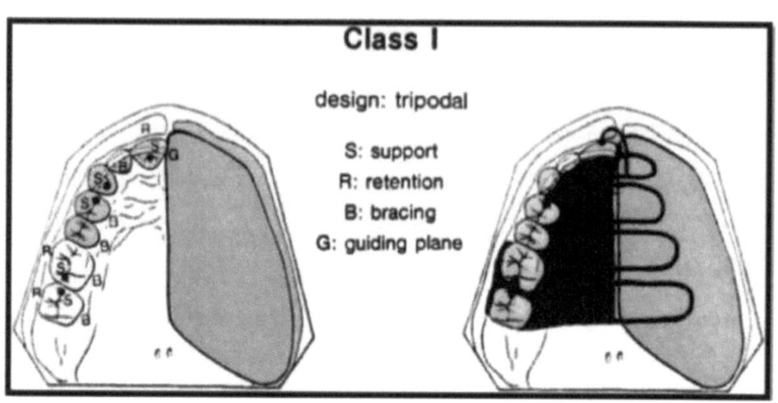


## Apoio

O suporte é fornecido e partilhado pelos restantes dentes naturais, pelo palato e por quaisquer estruturas no defeito que possam ser contactadas para este fim. O objetivo é assegurar que a carga funcional é distribuída o mais equitativamente possível a cada uma destas estruturas através de um conetor principal rígido. Os dentes naturais são ajudados nesta ação quando as regiões de suporte do palato e do defeito são carregadas ao máximo, sem sobrecarga fisiológica. Uma forma palatina ampla, quadrada ou ovoide, auxilia ao fornecer uma maior superfície de suporte tecidual para resistir às forças ascendentes (semelhante àquela fornecida por uma carga oclusal) e um maior potencial de tripodização para melhorar a alavancagem. Um arco afunilado é menos útil.

Os apoios são colocados no pilar mais anterior (mais próximo do defeito) e na superfície mesio-oclusal do dente pilar mais distal, quando o alinhamento e a oclusão o permitem. O apoio mesio-oclusal posterior, mais frequentemente localizado entre dentes posteriores adjacentes, é acompanhado por um apoio na superfície disto-oclusal do dente adjacente mais anterior. Este apoio adicional evita o encravamento e a separação dos dois dentes adjacentes e diminui a possibilidade de danos periodontais causados pela impactação de alimentos.

O obturador completo requer muitas vezes um trajeto de inserção composto, uma vez que os rebaixos e as regiões de apoio dentro do defeito terão de ser negociados antes de os dentes serem encaixados. Os planos de guia ajudarão na colocação precisa da prótese assim que os dentes tenham sido contactados. Também asseguram uma retenção mais previsível e adicionam um maior grau de estabilidade à prótese. Os planos de guia no pilar anterior devem ser mantidos a uma altura vertical mínima (1 a 2 mm) para limitar o torque nos dentes do pilar e devem ser ajustados fisiologicamente. Isto é importante, uma vez que se pode esperar movimento durante a função devido ao extenso braço de alavanca fornecido pelo defeito e à natureza dupla do sistema de suporte. Esta consideração torna-se mais importante à medida que a curvatura da arcada diminui e a vantagem mecânica potencial do retentor indireto diminui. Nesse caso, é especialmente importante usar as superfícies palatinas dos dentes posteriores para suporte e estabilidade adicionais.

Um retentor indireto está normalmente localizado perpendicularmente à linha de fulcro (que liga os apoios mais anterior e mais posterior) e o mais à frente possível. Este é normalmente um canino ou primeiro pré-molar. Os retentores indirectos estrategicamente colocados permitem a utilização máxima da alavanca para resistir ao movimento da prótese no sentido descendente pela força da gravidade que actua no lado do defeito.

**Retenção**

A retenção é fornecida por modelos de retentores diretos que permitem a máxima proteção dos dentes do pilar durante os movimentos funcionais. No pilar anterior, um fecho de arame forjado de calibre 19 ou 20, do tipo "barra em L", é frequentemente utilizado para encaixar um rebaixo de 0,25 mm na superfície médio-labial deste pilar. É dada uma proteção adicional a este dente através da esplintagem de 1 ou 2 dentes adjacentes com coroas completas, quando possível, ou técnicas de resina composta de ataque ácido, quando as coroas não são possíveis. Outras possibilidades incluem uma variedade de conjuntos de grampos fundidos localizados na altura do contorno apenas para retenção por fricção.

O retentor posterior é mais frequentemente um fecho circunferencial fundido utilizando um rebaixo de 0,25 mm na superfície vestibular. A colocação de grampos posteriores virados tanto para a direção anterior como para a posterior ajudará a reter as porções anterior e posterior da prótese.

## CLASSE I: FORMA DE ARCO LINEAR

O desenho linear é usado para o defeito de classe I quando não há dentes anteriores presentes ou quando não se deseja usar os dentes anteriores. Os restantes dentes posteriores estão normalmente numa linha relativamente reta.

- **Apoio:**

No desenho linear, o suporte é fornecido pelos dentes posteriores remanescentes e pelos tecidos palatinos. O palato torna-se mais importante no desenho linear porque a utilização da alavanca para resistir às forças de deslocação vertical é reduzida.

- **Retenção:**

A retenção é normalmente efectuada através da utilização combinada de retenção vestibular de pré-molares e retenção lingual de molares.

- **CLASSE II**

A Classe **II** inclui arcadas nas quais a pré-maxila e a dentição pré-maxilar do lado contralateral são mantidas. Um defeito único e unilateral está localizado posteriormente aos dentes remanescentes. Esta arcada é semelhante a uma classe II de Kennedy no sentido de que um desenho bilateral e tripodal pode sempre ser usado. A consulta pré-cirúrgica com o cirurgião é um aspeto importante do tratamento. Os cirurgiões devem ser informados do melhor prognóstico protético quando uma situação de classe **I** pode ser convertida numa situação de classe **II** através de uma cirurgia cuidadosamente planeada, assumindo que a remoção do tumor não está comprometida.

## • <u>Apoio:</u>

O suporte é semelhante ao da classe **I** e é fornecido por apoios (localizados no pilar mais próximo do defeito e mais afastado do defeito), bem como pelo palato. O apoio e a estabilidade são maximizados através da criação do maior desenho de tripodai possível e, mais uma vez, será auxiliado por uma forma palatina quadrada ou ovoide. São utilizados apoios duplos entre os dentes posteriores adjacentes.

A localização e o tamanho do plano-guia são semelhantes à situação da classe I, com utilização total das superfícies palatinas dos dentes posteriores.

Um retentor indireto, localizado oposto à linha de fulcro e o mais avançado possível, está normalmente localizado no canino ou no primeiro pré-molar e completa o desenho do tripé.

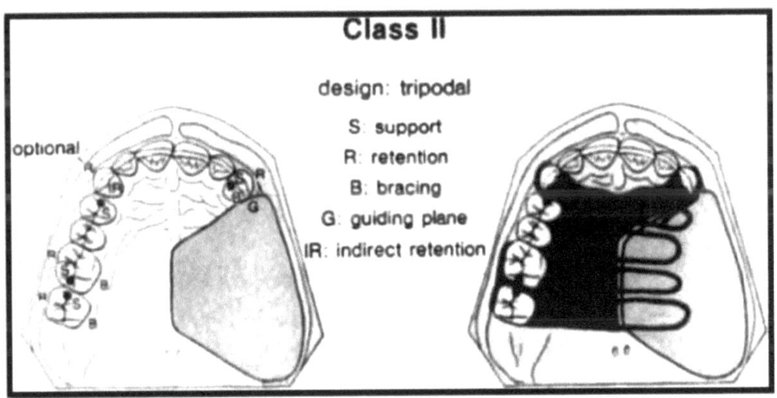


## - <u>Retenção:</u>

A retenção é fornecida de uma forma semelhante à do desenho de classe I. O dente do pilar localizado mais próximo do defeito é crítico para a retenção e deve ser encaixado com um design de retentor direto que resista ao deslocamento para baixo, mas que tenda a rodar, desengatar ou flexionar quando são aplicadas forças para cima. Um fecho circunferencial fundido ou um fecho de barra em L é frequentemente utilizado num corte inferior de

0,25 mm quando o terminal retentivo pode ser localizado na linha de fulcro. Um fecho de arame forjado de calibre 19 num corte inferior mesio-facial de 0,5 mm ou menos é também uma escolha frequente. Pode ser fornecida uma proteção adicional a este dente, esplintando-o a um ou dois dentes adjacentes.

O retentor posterior é mais frequentemente um fecho circunferencial fundido utilizando um corte inferior distobucal de 0,25 mm. A colocação de conjuntos de fechos posteriores virados tanto para a direção anterior como para a posterior ajudará a reter as porções anterior e posterior da prótese. O fecho virado para a frente também servirá para ajudar quaisquer fechos adicionais colocados no lado oposto à linha de fulcro do defeito. O canino é frequentemente a localização do retentor indireto e também serve como um local de retenção adicional (mas opcional), encaixado com um fecho de arame forjado de calibre 19 num corte inferior de 0,25 mm. O canino é importante para resistir às forças direcionadas para a oclusão e será sujeito a uma grande tensão. Se for necessário um fecho adicional no canino, este deve ser um fecho mais flexível em menos do que a quantidade normal de rebaixo ou um fecho menos flexível na altura do contorno, de modo a que a retenção por fricção seja fornecida.

Uma combinação de retenção vestibular e palatina quase nunca é indicada para esta classificação por várias razões. Entre elas estão: (1) a estabilização adicional da arcada cruzada será perdida quando a retenção lingual for activada; (2) o aumento da rotação será notado com uma diminuição real da retenção, devido ao comprimento curto e à curvatura gengival rasa localizada nas superfícies palatinas dos dentes molares e ao desengate do rebaixo lingual com um ligeiro deslocamento; e (3) a localização dos grampos de retenção lingual resulta frequentemente num conetor principal que tem várias regiões pequenas que prendem os alimentos ou irritam a língua.

A oclusão no lado do defeito é importante porque as forças dirigidas oclusalmente podem ser destrutivas. Os esquemas oclusais com menos dentes e mais pequenos estão localizados mais para a frente e é desejável que não tenham contactos prematuros ou deflectivos.

## - Classe III

A Classe **III** envolve um defeito na linha média do palato duro e pode incluir também uma porção variável do palato mole. A dentição é normalmente preservada, tornando o desenho desta prótese obturadora simples e eficaz.

A classificação e a conceção assemelham-se muito à conceção do RPD de classe III de Kennedy.

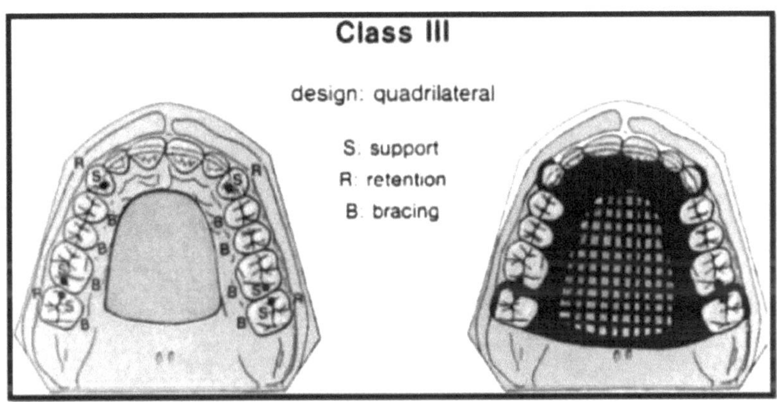



## - Apoio:

O suporte é fornecido pelos restantes dentes naturais através de apoios amplamente separados e localizados bilateralmente. Os caninos e molares são normalmente selecionados para gerar a maior forma quadrilateral possível, evitando problemas de alinhamento, oclusão e higiene, e proporcionando uma boa estética. Espera-se pouco ou nenhum apoio do palato ou do defeito. A simetria bilateral do desenho do conetor principal e o facto de evitar a área das rugas é desejável quando possível.

Os planos-guia são geralmente curtos porque estão localizados nas superfícies palatinas dos dentes posteriores. As superfícies proximais podem ser usadas livremente se existirem espaços edêntulos. Deve ocorrer muito pouco movimento da prótese em função; por conseguinte, estes planos-guia podem ser longos e não deve ser necessário um ajuste fisiológico.

A retenção indireta não é necessária porque cada terminal é suportado por um retentor direto; por conseguinte, não deve ocorrer rotação em torno de um fulcro comum.

### - Retenção:

A retenção é frequentemente fornecida com retentores fundidos usando rebaixos de 0,25 mm nas superfícies faciais dos dentes. Estes podem ser retentores circunferenciais, barras em I ou barras em T modificadas, dependendo da localização dos locais de retenção, dos requisitos estéticos e da presença de rebaixos de tecido. Os retentores do tipo combinado podem ser usados com uma vantagem estética, porque podem encaixar num rebaixo mais profundo (0,5 mm) e podem, assim, ser colocados numa região menos visível.

### - CLASSE IV

As situações de classe IV envolvem a remoção cirúrgica de toda a pré-maxila, deixando um defeito bilateral anteriormente e um defeito lateral posteriormente. É frequente existirem alguns dentes posteriores remanescentes localizados numa linha relativamente reta, criando um problema de desenho linear unilateral em que a alavanca não pode ser utilizada de forma eficaz.

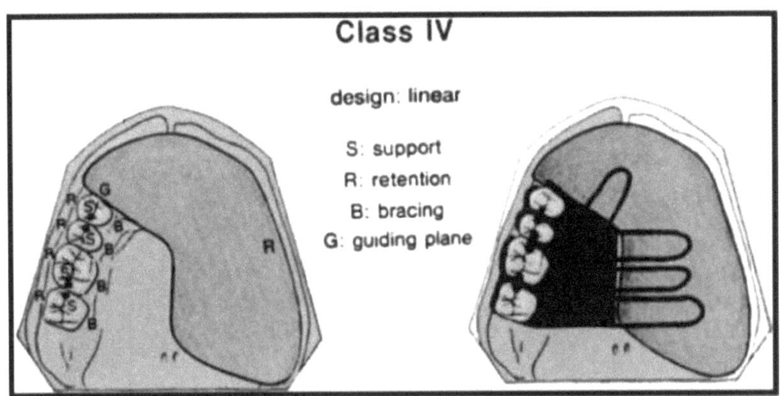


## - Apoio:

O suporte é geralmente fornecido por apoios localizados centralmente em todos os dentes restantes. São frequentemente concebidos apoios em canal ou múltiplos apoios mesio-oclusais e disto-oclusais. O defeito também deve ser tratado de forma a utilizar, tanto quanto possível, quaisquer locais dentro do defeito que possam ser contactados. Estes são a linha média da incisão palatina, quando a mucosa palatina tiver sido preservada para cobrir esta região, o pavimento da órbita, as placas ósseas pterigóides e a superfície anterior do osso temporal. Se estas regiões estiverem cobertas por mucosa respiratória da cavidade nasal, é possível obter pouco apoio adicional.

## - Retenção:

A retenção nesta classificação é problemática. Muitas vezes, é utilizada uma mistura de retenção vestibular nos pré-molares e retenção palatina nos molares, de forma semelhante ao desenho linear da classe I. Isto conduz frequentemente aos mesmos problemas discutidos nas situações de classe II, quando é usada uma combinação de retenção vestibular e palatina: perda de contraventamento e estabilização, aumento da rotação e criação de pequenos espaços irritantes no desenho do conetor principal.

Os locais de retenção devem ser localizados nas superfícies faciais dos dentes remanescentes e na parede lateral do defeito cirúrgico através da extensão superolateral da secção obturadora no envolvimento da banda cicatricial lateral. A redução da oclusão posterior (tamanho e número de dentes) também é uma sugestão útil. Se não existir uma banda cicatricial lateral, porque não foi colocado um enxerto de pele de espessura parcial ou porque não foi possível manter um, o protésico pode não ter outra opção senão usar uma combinação de retenção vestibular e palatina.

## - CLASSE V

Esta situação envolve um defeito cirúrgico posterior bilateral localizado posteriormente aos dentes remanescentes. Muitos ou todos os dentes estão presentes anteriormente ao defeito. A estabilização labial e o uso de esplintagem, especialmente dos pilares terminais, são desejáveis.

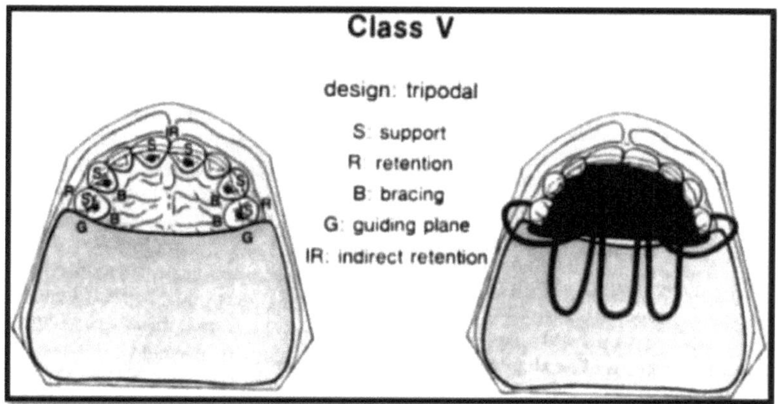


## • **Apoio:**

O suporte é fornecido por apoios localizados na superfície mesio-oclusal do pilar mais posterior. Estes apoios definem a linha de fulcro em torno da qual ocorrerá a maior parte do movimento esperado. Se os dentes posteriores adjacentes estiverem envolvidos, são utilizados apoios duplos, pelas razões anteriormente descritas. A estabilização e o suporte são proporcionados por uma ampla cobertura palatina e pelo contacto com as superfícies palatinas dos restantes dentes.

A retenção indireta é fornecida por apoios localizados o mais à frente possível da linha de fulcro. Isto normalmente coloca-os nos incisivos centrais, o que muitas vezes apresenta um problema oclusal que pode exigir um pequeno equilíbrio oclusal. A localização do retentor indireto converte essencialmente o desenho num tripé grande e eficiente que utiliza a alavanca para resistir à deslocação para baixo da prótese. Os assentos de descanso positivos são uma necessidade crítica para eliminar a forte força labial gerada pelo movimento descendente da prótese.

- **Retenção:**

O retentor de barra I é ideal para esta situação, localizado num rebaixo médio-bucal de 0,25 mm, muito próximo da linha de fulcro, proporciona resistência ao deslocamento e roda em função. Quando o palato mole remanescente está cicatrizado e relativamente imóvel, também pode ser utilizado para proporcionar uma retenção adicional para a porção posterior da prótese.

Uma prótese do tipo "swing lock" é uma possibilidade de desenho para essa situação, especialmente se o paciente puder tolerar a imobilização de todos os dentes restantes.

## - CLASSE VI

O defeito de classe VI é uma criação cirúrgica rara. Na maioria das vezes resulta de uma anomalia congénita ou de um trauma como um acidente de automóvel ou uma ferida auto-infligida que remove toda a pré-maxila (e pode incluir uma porção de um ou ambos os maxilares), deixando um único defeito bilateral localizado anteriormente aos dentes remanescentes. Os defeitos cirúrgicos desta natureza são geralmente pequenos. Os defeitos não cirúrgicos são geralmente grandes e difíceis de gerir.

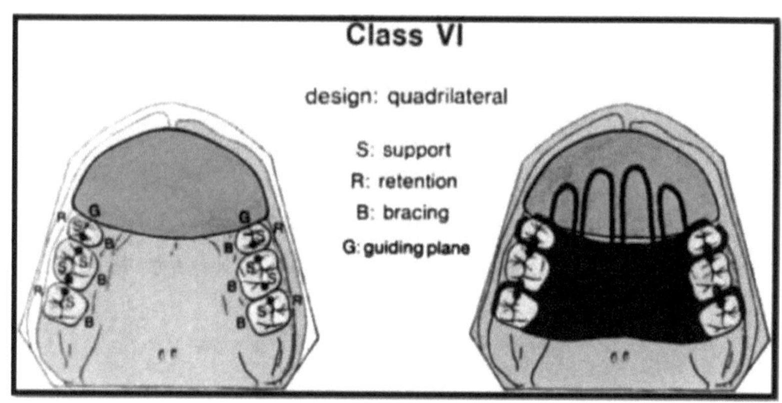


## - Apoio:

O suporte é fornecido por apoios localizados nas superfícies disto-oclusais dos dentes pilares mais anteriores. São utilizados apoios duplos quando estão envolvidos dentes posteriores adjacentes. Maior estabilidade é proporcionada pela colocação de apoios adicionais o mais posterior possível. Os apoios mais posteriores, à semelhança da situação da classe IV de Kennedy, podem ser considerados retentores indirectos, resistindo ao deslocamento vertical para baixo do segmento anterior da prótese. Em situações de classe VI extremamente grandes, a retenção indireta pode não ser possível.

Os dentes naturais restantes fornecem todo o suporte, com pouco suporte derivado do defeito.

Os planos de guia estão normalmente localizados nas superfícies proximais adjacentes ao defeito e devem ser mantidos num comprimento mínimo (1 a 2 mm) para evitar traumas nos dentes pilares durante os movimentos esperados da prótese. A imobilização com uma barra de tecido da arcada cruzada também é uma possibilidade.

## - Retenção:

A retenção é mais frequentemente fornecida simplesmente com retenções de gesso utilizando 0,25 mm de rebaixo facial. A barra em L localizada no pilar anterior num rebaixo facial médio perto da linha de fulcro pode funcionar eficazmente. Os retentores combinados também podem ser usados nos pilares anteriores por razões estéticas ou quando a proteção dos pilares anteriores é uma consideração.

Também se pode conseguir uma retenção acessória eficaz estendendo a prótese anteriormente para a abertura nasal. O apoio cosmético do nariz e do lábio superior também é possível quando existe uma retenção adequada. [2]

A presença de dentes periodontais saudáveis nos restantes maxilares é benéfica porque permite a retenção e estabilidade adequadas da prótese. Isto é conseguido através de uma estrutura de cromo-cobalto fundido com braços de fecho de retenção ou acessórios de precisão. Os dentes na arcada mandibular proporcionam um suporte de suporte vertical para a prótese. A presença de dentes mandibulares elimina a necessidade de o paciente se adaptar a uma prótese mandibular. Em pacientes edêntulos, uma prótese mandibular tolerada com sucesso é útil no controlo dos segmentos móveis da prótese maxilar. A presença de uma língua funcional facilita a capacidade do paciente para equilibrar e suportar a prótese maxilar.[23]

## <u>Dentes</u>

Os dentes são o maior trunfo para a retenção da prótese obturadora. No entanto, a quantidade de stress gerada pelo movimento da prótese obturadora pode ser muito grande. O número, a posição e o estado periodontal dos dentes remanescentes são os factores mais críticos na avaliação da quantidade de tensão que os dentes remanescentes podem absorver. Pode ser indicada uma ferulização fixa de alguns ou de todos os dentes restantes para dissipar as tensões dirigidas aos dentes pilares primários.

No desenho da prótese parcial removível, deve ser considerada a utilização de retentores diretos intracoronais ou extracoronais. Quando os dentes remanescentes estão localizados unilateralmente, o retentor intracoronal pode proporcionar algum benefício na minimização da quantidade de movimento vertical da prótese obturadora dentro do defeito. Se o defeito for pequeno e os dentes remanescentes estiverem estáveis, os retentores intracoronários podem ser considerados. Se o defeito for grande e alguns ou todos os dentes restantes forem fracos, devem ser usados retentores extracoronais.

Para retentores extracoronais, o desenho da prótese parcial removível deve ser modificado para acomodar uma prótese obturadora. Devido à localização unilateral dos dentes, com todas as áreas retentivas localizadas num dos lados, pode ocorrer a rotação da prótese para fora do defeito e dos grampos para fora dos rebaixos retentivos. A localização destes rebaixos de retenção deve ser contrariada por planos de orientação ou pela colocação palatina de alguns grampos de retenção.[37]

A eficácia relativa de qualquer plano de orientação depende da sua relação com o trajeto de inserção e remoção da prótese. Se os dentes remanescentes não estiverem paralelos às paredes do defeito, e se as superfícies palatinas dos dentes não forem suficientemente longas, não podem ser fornecidos planos de orientação adequados para resistir à deslocação vertical do obturador e ao desengate dos braços do fecho de retenção. Para ser eficaz, um plano de guia irá fornecer alguma tensão aos dentes pilares, e a sua distribuição é importante para a preservação dos dentes a longo prazo. [37] A utilização de grampos de retenção palatinos em conjunto com grampos de retenção vestibulares também pode ser considerada. No entanto, a eficácia relativa dos grampos palatinos é determinada pela inclinação dos dentes em relação ao defeito e pelo comprimento da superfície palatina dos dentes pilares. Embora as pontas retentivas vestibulares e palatinas não devam ser utilizadas no mesmo dente, devido à minimização do suporte na inserção e remoção, o número e a posição dos dentes remanescentes podem exigir a sua utilização.[37]

Os grampos retentivos, quer sejam apenas vestibulares ou vestibulares e palatinos, devem permitir uma atividade de quebra de tensão para diminuir alguma da força de torção gerada pelo tamanho e localização do obturador. Os fechos fundidos devem ter um comprimento, espessura, forma e conicidade que permitam algum efeito de quebra de tensão. Os grampos de arame podem ser considerados, mas para serem efectivos como quebra de tensão, não devem ser maiores do que 19 gauge. A localização específica dos grampos de retenção será ditada pela localização e estabilidade relativa dos dentes remanescentes. Deve-se considerar a colocação de grampos de retenção o mais próximo possível e o mais longe possível do defeito, com pelo menos um e de preferência mais grampos de retenção entre estas posições extremas. Dentes relativamente fracos não devem ser grampeados, a não ser que possam ser esplintados permanentemente a outros dentes mais estáveis.

A eficácia de uma contenção indireta depende da sua distância da linha de fulcro. O paciente com uma pré-maxila retida ou tuberosidade do lado do defeito terá a base para um retentor indireto mais eficaz, bem como para um retentor direto, devido à distribuição bilateral dos braços de retenção. Em pacientes com dentes naturais remanescentes distribuídos unilateralmente, a forma da arcada torna-se importante em relação à colocação de um retentor indireto eficaz. Uma forma de arcada quadrada é mais favorável à colocação de um retentor indireto mais distante da linha de fulcro do que uma forma de arcada cônica ou ovoide. O número e a posição dos dentes remanescentes podem anular qualquer vantagem positiva de uma arcada quadrada.[37]

A retenção mecânica tem sido defendida por muitos autores como um meio de fixação de próteses. Com este método, os rebaixos são encaixados para proporcionar um fecho mecânico que impede a remoção inadvertida por desalojamento. *Shifman et at, Parel, e Townend et al* utilizaram silicone para uma retenção flexível. *Nadeau, Javid e Barron et al* combinaram a flexibilidade do silicone com ímanes para proporcionar retenção. *Udagama e King,* no entanto, afirmaram que "devido à incapacidade de terminar a superfície do silicone com uma superfície altamente alisada, pode ocorrer irritação. Os tecidos irradiados já estão comprometidos e são pouco adequados para suportar a natureza abrasiva do silicone, pelo que é utilizada uma resina altamente polida para diminuir a probabilidade de irritação.[7]

# CAPÍTULO 7. ADESIVOS

Os adesivos tornam-se necessários para ajudar na retenção quando a ferida cirúrgica é grande, o palato é plano, a parede septal lateral ântero-posterior não é rebaixada, mas sim angulada em relação ao palato natural, as tuberosidades maxilares são inexistentes, os rebaixos dos tecidos moles na área da cirurgia estão ausentes ou o fluxo salivar do doente está diminuído devido à terapia pré e pós-radiação.

A utilização de adesivos continua a ser controversa e as causas desta controvérsia resultam da preocupação com a colocação de adesivos em superfícies de tecido comprometidas, da dificuldade de manipulação, da durabilidade reduzida da prótese e, consequentemente, do custo acrescido para o doente. Tendo em conta a natureza complexa das superfícies aderidas e do substrato contra o qual estes adesivos devem atuar, e o potencial para danos nos tecidos da pele e da mucosa que servem de substrato. A seleção clínica de um adesivo protético facial é feita de forma subjectiva, porque existe muito pouca informação disponível sobre as propriedades e o comportamento destes materiais. É esta falta de informação que leva ao paradoxo de existir controvérsia sobre o uso de adesivos para próteses faciais e, no entanto, estes continuam a ser o meio mais comum de fixação de próteses faciais.[19]

O sucesso de uma prótese facial depende de vários factores, como a estabilidade, o apoio e a retenção. A retenção é de importância primordial, e os métodos de retenção dividem-se em 4 categorias: adesivos, mecânicos, anatómicos e implantes. Os adesivos de tecido cutâneo são o método de retenção mais comum; existem vários tipos disponíveis. São mais frequentemente classificados de acordo com a forma de distribuição e descritos como fitas de dupla face, pastas, líquidos e adesivos em spray.[20]

A maioria das substituições protéticas modernas são fixadas com adesivos. Todas estão prontamente disponíveis, são fáceis de aplicar e podem proporcionar uma retenção satisfatória durante períodos de tempo limitados.[39]

A sua utilização continua a aumentar apesar da falta de informação sobre os produtos disponíveis, a sua natureza, comportamento e biocompatibilidade. O estudo da adesão à pele é complexo devido às condições fisiológicas, bioquímicas e histológicas que ocorrem na interface. Os adesivos protéticos faciais são normalmente utilizados em superfícies cutâneas comprometidas por cirurgia, quimioterapia e radioterapia. A utilização de adesivos em superfícies cutâneas de doentes que foram submetidos a terapêutica adjuvante apresenta um problema particular, porque a pele está sujeita a insultos e alterações. A interação dos materiais adesivos com o tecido cutâneo não é claramente compreendida.

Com o rápido desenvolvimento da tecnologia adesiva, seria de esperar que tivessem sido desenvolvidas colas altamente especializadas para aplicações em tecidos comprometidos. Os produtos adesivos que chegam ao mercado são materiais que foram adoptados, juntamente com as suas inadequações inerentes, a partir de aplicações não médicas.[46]

O sucesso das próteses faciais extra-orais retidas por adesivo depende da retenção da parte artificial na pele, que muitas vezes está cicatrizada devido a cirurgia e/ou radioterapia. A interação dos materiais adesivos com a pele apresenta problemas, tais como a longevidade da ligação, problemas dermatológicos (sensibilidade) e a capacidade de remover completamente os resíduos de adesivo. A manutenção da pele e da prótese exige um esforço diário considerável e destreza por parte do doente.[43]

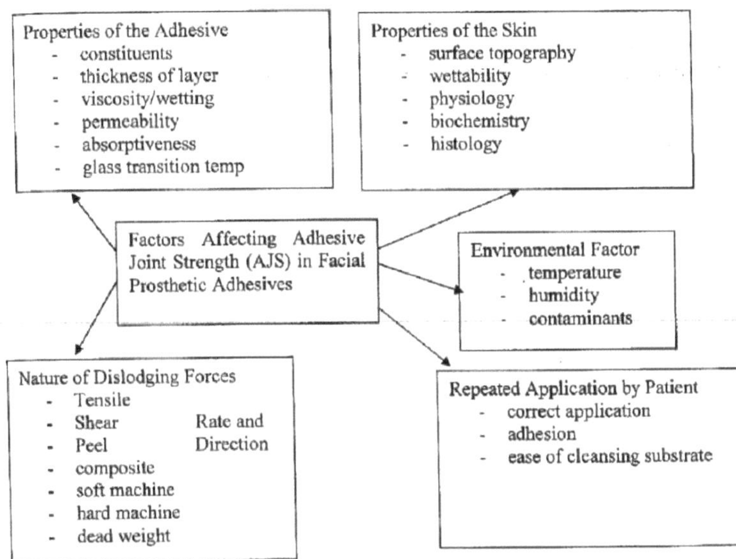


**Fig: Factores que afectam a resistência da articulação adesiva na utilização de adesivos protéticos maxilofaciais.** [46]

As caraterísticas foram indicadas por vários investigadores, assim como as razões para selecionar um adesivo. As caraterísticas ideais representam critérios baseados na avaliação subjectiva de que os adesivos devem ser concebidos para serem absorventes de modo a remover as secreções da superfície, permitindo assim uma boa ligação adesivo-substrato. Além disso, o adesivo deve ser poroso para permitir a passagem das secreções. Desta forma, critérios cientificamente estabelecidos podem conduzir ao desenvolvimento de colas concebidas para um determinado fim.

Classificação de cinco adesivos para próteses faciais comercialmente disponíveis e mais utilizados

**TIPOS DE ADESIVOS PARA A PELE**

| Produto | Adesivo | Dispensa | Solvente |
| --- | --- | --- | --- |
| Pros-Ajudante | Látex acrílico | Líquido | Álcool benzílico |

| | | leitoso | |
| --- | --- | --- | --- |
| PSA 1 | Não mencionado | Colar | Não mencionado |
| DC 355 | Sólidos de silicone | Líquido | T richlorotrifluroethane |
| DC MED B(Eur.) | Sólidos de silicone | Aerossol | T richlorotrifluroethane |
| Fita Biface 3M | Não mencionado | Fita biface | Não mencionado |

O adesivo Dow Corning 355 produziu a ligação mais forte à pele. Devido à natureza tenaz desta ligação, deve ter-se cuidado ao utilizar este adesivo em superfícies de pele comprometidas.

Quando se encontram superfícies cutâneas comprometidas, sugere-se a utilização do adesivo PSA1 ou Pros-Aide. Em situações em que é provável que predominem as forças de tração, o adesivo Pros-Aide pode ser o material de eleição.

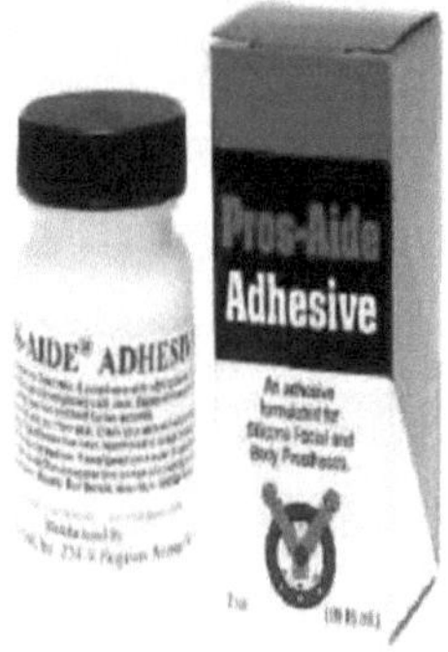


Os adesivos PSA1 e Pros-Aide não são facilmente removidos da superfície da pele. O adesivo PSA1 é particularmente difícil de remover da pele. Este facto deve ser tido em consideração quando a utilização de solventes na superfície da pele provoca irritação.

O adesivo Dow Corning 355 foi facilmente removido da pele, mas não da superfície de silicone. Este facto deve ser tido em consideração quando a durabilidade de uma prótese é uma preocupação e a pele está em boas condições.

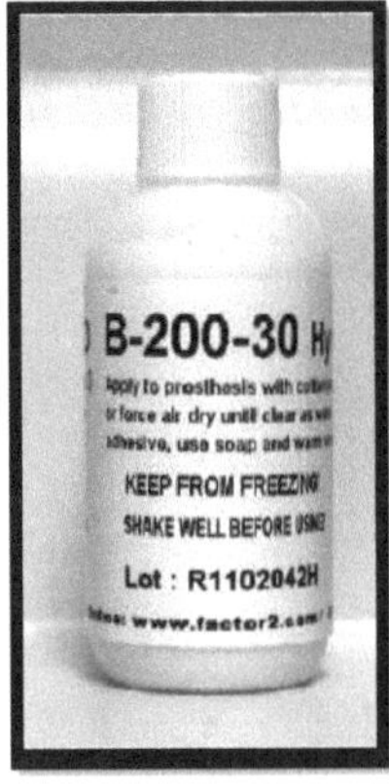


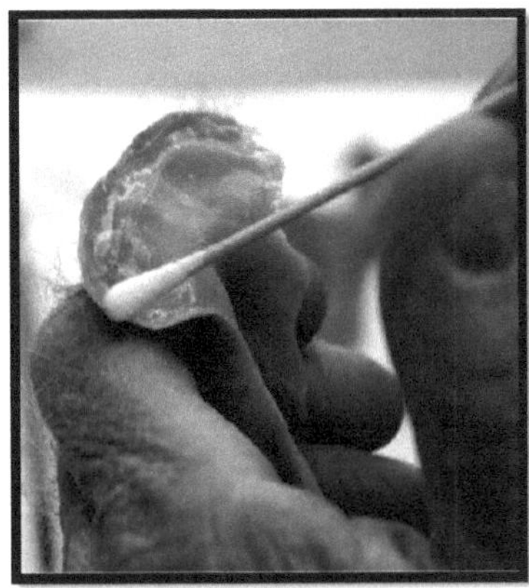

Os adesivos para a pele podem ser classificados de acordo com a presença ou ausência de um solvente, o método de ativação, a finalidade específica e a duração da função. Em alternativa, por objetivo pretendido, propriedades físicas ou estrutura química.

São geralmente classificadas de acordo com a forma como são distribuídas. São descritas como pastas, líquidos (pintáveis ou pulverizáveis) e fitas adesivas de dupla face.[19]

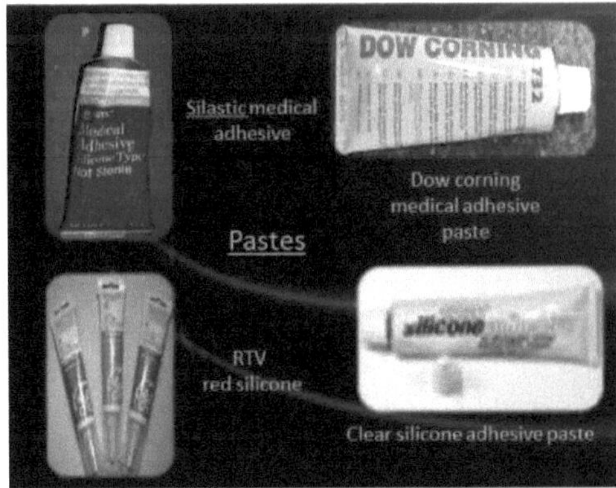

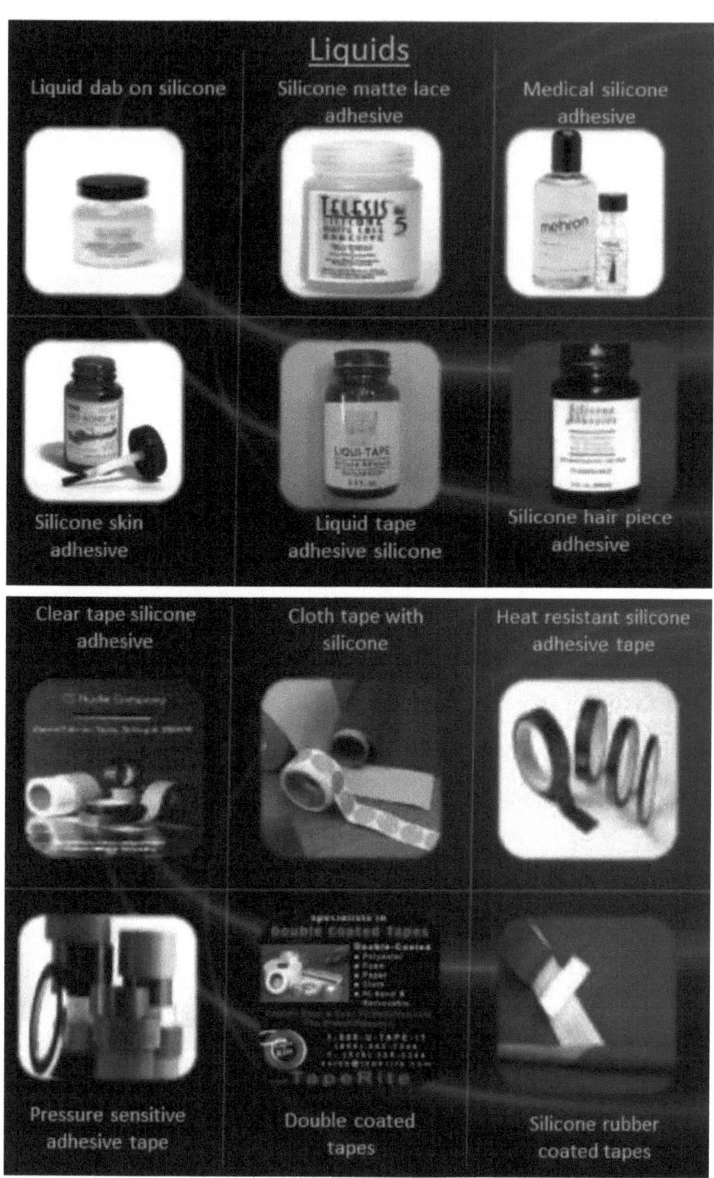


A utilização contínua de adesivos tem várias desvantagens que podem reduzir a sua eficácia. Alguns doentes desenvolvem reacções alérgicas ou irritativas aos adesivos, que podem persistir mesmo com uma alteração do tipo de adesivo.

Os doentes irradiados podem estar particularmente sujeitos a estas reacções. Os doentes com pouca destreza ou coordenação têm dificuldade em aplicar o adesivo ou em colocar uma prótese adesiva repetidamente na posição correta.

As margens da prótese fixadas a tecidos muito móveis ou sem suporte podem necessitar de ser constantemente recolocadas se o movimento facial tender a perturbar a ligação adesiva. A falta de higiene pode limitar a eficácia de uma prótese quando o adesivo tem de ser reaplicado de cada vez que é utilizado.

Alguns adesivos de base aromática podem enrolar as margens finas de uma prótese, dificultando a colocação estética.

Mesmo a remoção rotineira do adesivo pode danificar a pigmentação externa se for aplicada pressão em ambos os lados da prótese. [39]

Udagama investigou adesivos para próteses faciais utilizando o teste de contacto em voluntários. As reacções foram de natureza irritante e deveram-se a solventes, agentes de aderência e outros aditivos. Os adesivos e o material protético aplicados em conjunto causaram mais irritação do que o adesivo isolado. Scheller investigou a biocompatibilidade in vivo de adesivos de tecido solúveis em água e em silicone e de um solvente para o adesivo solúvel em silicone.

A toxicidade de um produto depende dos seus constituintes e da sua concentração. Os produtos menos irritantes foram uma combinação de silicone e hexametildisiloxano e os produtos à base de água, soluções de polímeros acrílicos. O adesivo à base de ligroína e xileno também era ligeiramente irritante. Nos seres humanos, a exposição ao xileno provoca efeitos irritantes e no sistema nervoso central. As colas contendo silicones misturados com acetato de etilo ou tricloroetano eram todas fortemente irritantes.

Para além do potencial irritante, tóxico ou alergénico, vários outros factores devem ser considerados quando se seleciona um adesivo para uma prótese facial. Estes factores incluem a força de ligação à pele e ao material protético, o desenho e o material da prótese, a qualidade da pele do doente e a conveniência no manuseamento e remoção do adesivo.[20]

O penso protetor Skin-Prep (Smith & Nephew, Inc, Largo, Flórida) (álcool isopropílico, éster butílico de copolímero de polivinilmetacrilato/metacrilato de metilo, citrato de acetiltributilo) é utilizado quando "a pele necessita de proteção contra adesivos, traumatismos, abrasão, fricção, irritação e exposição a efluentes fecais e urinários" (de acordo com a literatura do produto *da Smith & Nephew*). "Cria uma barreira física, à prova de água, que não é irritante... e permite que a pele respire." O removedor de adesivos Uni-Solve (isoparafina C-10, C-11, álcool isopropílico, éter metílico de dipropilenoglicol, extrato de aloé, fragrância) é utilizado para remover adesivos da pele e da prótese. Não se sabe se este produto interage com os adesivos ou se melhora ou degrada a força de ligação.

O Secure Medical Adhesive (SMA) (adesão média = 96,3 Nm) foi 3,99 vezes mais retentivo do que o Epithane.3 (E3) (adesão média = 24,1 Nm). Uma maior retenção é normalmente benéfica, exceto nos casos em que a pele do doente é frágil devido à idade ou ao tratamento com radiação. Pode ocorrer irritação se for utilizado um adesivo muito forte.

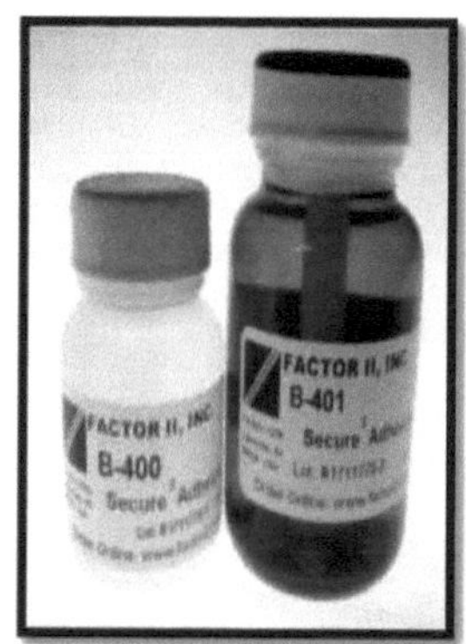


Quando o penso protetor Skin Prep foi aplicado na pele antes da colocação do adesivo, o E3 aumentou 27%, quando comparado com o SMA, que aumentou apenas 15%, mas o E3 foi ainda muito menos retentivo. Foi observado um resíduo de E3 na pele de 84% dos indivíduos, alguns mais de uma semana após a aplicação única neste ensaio clínico, independentemente da utilização do penso protetor Skin-Prep. A ausência de efeito do removedor de adesivo Uni-Solve nas propriedades adesivas subsequentes do SMA ou E3 é vantajosa para o doente, uma vez que aparentemente não deixa resíduos e pode ajudar o doente a remover o adesivo que foi aplicado anteriormente.

Foi avaliada a utilização de um penso protetor da pele e de um solvente de remoção na retenção adesiva de elastómeros protéticos maxilofaciais. Dentro dos limites deste estudo, foram tiradas as seguintes conclusões:

1. A combinação do Secure Medical Adhesive com o penso protetor Skin-Prep apresentou a maior força de ligação adesiva. No geral, o Secure Medical Adhesive foi 3,99 vezes mais retentivo do que o Epithane-3.

2. O penso protetor Skin-Prep melhorou a adesão tanto do Secure Medical Adhesive (15%) como do Epithane-3 (27%). O Secure Medical Adhesive era ainda muito mais retentivo.

3. O removedor de adesivo Uni-Solve, quando utilizado antes da adesão, não teve qualquer efeito na adesão de qualquer um dos produtos, o que pode beneficiar os doentes por não deixar um resíduo que afectaria a futura aplicação do adesivo.

4. Aparentemente, a descolagem ocorreu na interface da pele para o Secure Medical Adhesive (resíduos deixados na prótese) e na interface da prótese para o Epithane-3 (resíduos deixados na pele).[43]

*Udagama* sugeriu a combinação de folhas de poliuretano coladas à superfície do tecido das próteses faciais com um adesivo de silicone. Com uma folha de poliuretano transparente como suporte para os elastómeros, a prótese tem uma excelente resistência dos bordos, estética das margens, compatibilidade com adesivos e resistência à deterioração causada pela oleosidade da pele. É necessário aplicar um primário ao poliuretano para quebrar as ligações superficiais, criando radicais que depois ajudam na ligação de outros químicos a essa superfície.

Os recentes avanços na área das próteses maxilofaciais levaram à utilização de implantes craniofaciais para ajudar a restaurar muitos defeitos faciais. As próteses faciais utilizadas em conjunto com os implantes craniofaciais requerem uma matriz de retenção para segurar os encaixes e/ou ímanes. A matriz de retenção é normalmente fabricada com resina autopolimerizável ou com uma resina polimerizada por luz visível. Tal como o suporte de poliuretano, é utilizado um primário na matriz de retenção para melhorar a sua ligação ao elastómero de silicone da prótese facial. A experiência com próteses faciais retidas com implantes craniofaciais demonstrou a descolagem parcial a completa da matriz de retenção da prótese facial em alguns doentes.

Todas as falhas adesivas ocorreram entre a superfície da resina e o adesivo de silicone. Tal como acontece com as próteses faciais retidas por adesivo, o doente remove geralmente uma prótese retida por implante craniofacial agarrando numa porção da prótese e rodando-a, ou retirando-a, da pele. Esta ação também tende a descolar a prótese da matriz de retenção.

Este estudo sugere que o primer é preferível independentemente do material de resina ou do tratamento de superfície. Isto indicaria que o clínico deve escolher este primer em conjunto com a técnica e o material mais adequado aos atualmente utilizados. Apesar de não ser estatisticamente significativo, a utilização de pérolas pareceu aumentar a retenção. Estes resultados sugerem que uma investigação mais aprofundada com formas diferentes ou mais agressivas de retenção mecânica pode ser benéfica.[33]

A mucosite ou a dermatite são sequelas comuns do tratamento com radiação. As alterações tecidulares resultantes proíbem a utilização de adesivos, que são habitualmente utilizados para manter as próteses faciais.[7]

# CAPÍTULO 8. ANEXOS

## > Pré-fabricados de precisão

Estes acessórios podem ser colocados em coroas fundidas para obter a melhor retenção estética e mecânica. Existem aqui problemas de construção e são necessárias medidas muito mais precisas para o sucesso. Estes acessórios pré-formados são muito úteis na reabilitação de casos de fenda labial e fenda palatina. Podem ser utilizados com ou sem braço recíproco.

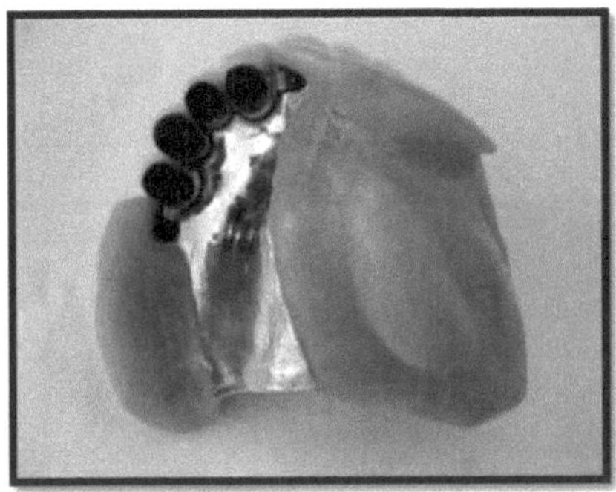

Acessórios de semi-precisão, feitos à medida. Este acessório é formado no padrão de cera, utilizando um mandril especialmente moldado montado no paralelómetro. É sempre necessário um braço recíproco.

## > Acessório de encaixe

Trata-se também de uma peça de precisão pré-formada em metal precioso, concebida para reter e estabilizar uma prótese. Uma barra de Baker ou barra de Anderson é a haste que liga duas coroas de pilar e o clip encaixa nesta haste.

Esta fixação é geralmente utilizada em combinação com outros meios de retenção, como um fecho, uma fixação de precisão ou uma coroa telescópica com dedal.

## > Coroa de sobreposição (telescópica) e coroa de dedal

É frequentemente utilizada quando se planeia uma prótese de sobreposição ou quando um dente extremamente mal posicionado é necessário para estabilidade, mas não é considerado para ortodontia. Também é utilizada quando é indicada uma alteração importante na dimensão vertical ou cêntrica, como em fendas labiopalatinas, mandíbulas prognáticas ou mandíbulas ressecadas.

## > Tipo de portão ou dispositivo de fecho basculante

Esta ajuda retentiva ajuda a obter uma retenção parcial para muitos dentes soltos ou periodontalmente afectados. Este meio de retenção pode ser utilizado quando a maioria dos outros métodos está excluída. No entanto, os outros métodos devem ser considerados em primeiro lugar.

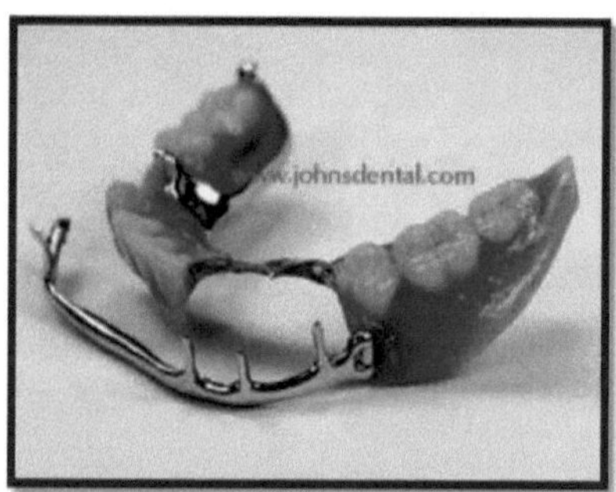


## > Molas intermaxilares "George Washington

Estas vêm pré-formadas e podem ser inseridas num conjunto de próteses superior e inferior para ajudar a estabilizá-las nas cristas durante a função.

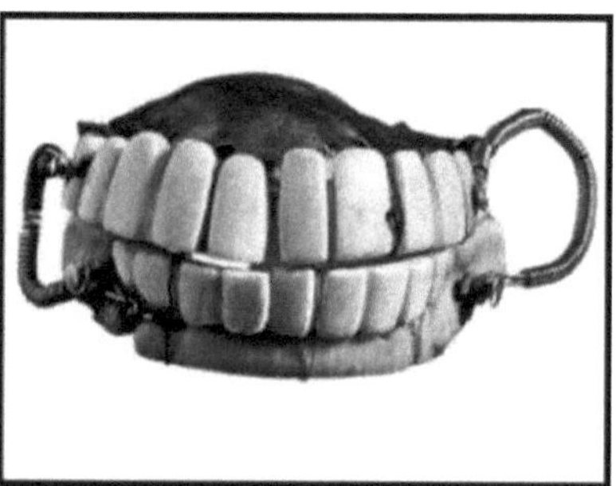

## > Dispositivos auxiliares de retenção

Estes incluem fecho contínuo buco-lingual, vedante de válvula, dispositivo de asa de Fauchard para fendas, planos-guia, adesão de superfície e dispositivos de adesão de superfície de prótese, tais como Porcelana e Durabone.

## > Parafusos

Trata-se de peças personalizadas especialmente fabricadas.

## > Ventosas

As ventosas de balão insufláveis são utilizadas para a ressecção maxilar.

# CAPÍTULO 9. ÍMANES

Cada átomo é um íman porque os electrões orbitam o seu núcleo e, como cargas móveis, produzem um campo magnético. No entanto, a maioria dos electrões estão emparelhados e os campos iguais e opostos anulam-se. Em alguns átomos, como o Fe, o Ni e o Co, existem electrões não emparelhados que criam um pequeno campo magnético. [25]

Os materiais dentários comuns não têm magnetismo. As propriedades magnéticas são as propriedades físicas mais fundamentais. A origem do magnetismo em certos materiais é atribuída aos electrões em rotação dentro da terceira camada incompleta dos átomos. Estes electrões em rotação criam um momento magnético. Em substâncias magnéticas não magnetizadas, estes momentos estão orientados aleatoriamente e neutralizam-se uns aos outros. Quando é aplicado um campo magnético externo, este produz um alinhamento paralelo dos momentos e o material fica magnetizado.

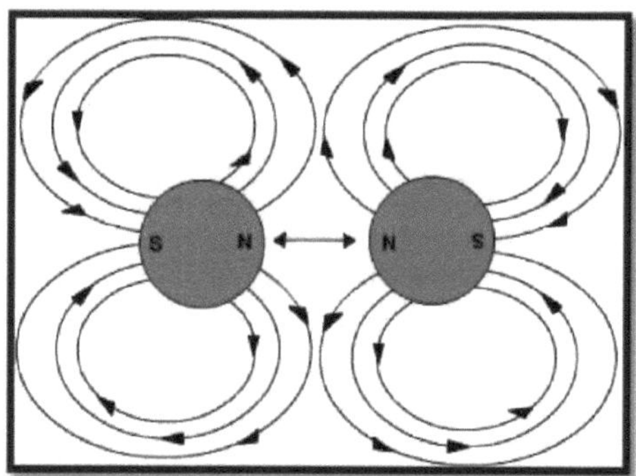


Em certas substâncias, a aplicação de um pequeno campo externo pode produzir um alinhamento magnético. No entanto, quando o campo externo é removido, muito pouco do magnetismo permanece. Estas substâncias são materiais magnéticos de "baixa energia" ou "macios".

Outros materiais magnéticos, devido a forças de restrição no seu interior, requerem a aplicação de grandes campos externos para reorientar os electrões em rotação. Devido a estas mesmas forças de restrição, quando o campo externo é removido, os electrões permanecem no seu novo alinhamento. Estes materiais são materiais magnéticos de "alta energia" ou "duros" e são utilizados em ímanes permanentes.

O magnetismo não é constituído por linhas, ondas ou raios - a sua forma exacta é desconhecida. Os materiais não magnéticos são completamente permeáveis ao magnetismo. O magnetismo atravessa a água, o plástico, a pele, os ossos, etc., e não tem qualquer efeito sobre estas substâncias. O magnetismo é completamente inócuo para os tecidos.

As primeiras tentativas de utilização de ímanes para reter dentaduras envolveram a sua implantação no maxilar; surgiram problemas devido ao grande tamanho dos ímanes e às forças inadequadas que forneciam. À medida que a tecnologia dos materiais foi melhorando, foram fabricados ímanes mais pequenos que podiam ser incorporados em raízes retidas com unidades semelhantes incorporadas na prótese. Desenvolvimentos posteriores incluíram a substituição do íman da raiz por um material magnético macio que é magnetizado enquanto a prótese está colocada, mas que regressa a um estado desmagnetizado quando a prótese é removida.

Nos últimos 20 anos, o desenho dos encaixes magnéticos foi alterado para reduzir os campos magnéticos externos presentes enquanto a prótese está colocada. Os métodos de proteção contra a corrosão também melhoraram. As melhorias nos materiais magnéticos permitiram a produção de acessórios magnéticos mais pequenos e mais potentes a partir de ligas de Sm-Co e Nd-Fe-B.[38]

Durante o último século, foram feitos avanços significativos no desenvolvimento de materiais magnéticos; estes avanços foram rapidamente transferidos para aplicações dentárias. Os ímanes têm sido frequentemente aplicados em várias próteses dentárias, como as próteses maxilofaciais.[38]

Nos últimos tempos, o efeito inverso, a atração mútua de vários tipos de ímanes emparelhados, tem sido utilizado para montar próteses maxilofaciais multicomponentes e obturadores, com excelentes resultados.[3]

Também foram implantados ímanes na mandíbula para reter próteses mandibulares completas através da atração magnética por ímanes na prótese. *Behrman* afirmou que a resposta dos tecidos foi excelente, a retenção da prótese melhorou, a reação do doente foi encorajadora e a segurança foi total, em mais de 450 casos. Este sistema parece ter sido abandonado, provavelmente porque as forças de atração constantes atraem os ímanes implantados através do osso e da mucosa. No entanto, uma adaptação engenhosa desta abordagem foi recentemente utilizada para a fixação de orelhas artificiais.

A utilização mais comum dos ímanes tem sido na retenção e estabilização da prótese facial na prótese oral. A estabilidade e a retenção acrescidas, e especialmente a alegada preservação óssea desta técnica, parecem ajudar os doentes ansiosos a aceitar as suas próteses.[6]

A retenção magnética é uma ajuda, mas não é um método eficaz para reter corretamente uma prótese não estável. Esta consideração pode ser útil num caso de hemimaxillectomia ou de cristas extremamente atrofiadas.

Podem ser incorporados numa prótese nasal ou numa prótese orbital para ajudar a fixá-la a um obturador maxilar que pode estar em contacto com a prótese acima referida. *Georgiade*, da Duke, colocou implantes magnéticos em enxertos ósseos que substituem porções ressecadas da mandíbula.[38]

*Robinson* utilizou ímanes em forma de ferradura para a retenção de uma prótese superior e obturador para um doente com uma maxillectomia completa. Numa situação destas, é muito difícil encontrar outro meio de retenção que não seja os ímanes.[3]

*Robinson* relatou a utilização de estabilizadores magnéticos incorporados numa barra de silicone suspensa acima dos zigomas para ajudar na retenção de uma prótese completa num doente com hemimaxilectomia.

*Nadeau* utilizou ímanes para melhorar a retenção do obturador permanente e da prótese facial. O bloqueio positivo e a qualidade de retenção contínua da prótese proporcionada pelo íman permitem a fala e a mastigação normais, bem como um melhor estado psicológico durante um período de reabilitação muito difícil.[9] Discos metálicos magnetizados em dentes de prótese ou hastes metálicas magnetizadas podem ser inseridos na crista edêntula e na extensão da sela sobrejacente ou podem ser facilmente inseridos nas próprias próteses

A enucleação do tumor e o trauma resultam frequentemente na perda do alvéolo e das suas estruturas associadas, o que resulta ainda num corte ósseo no maxilar ou no alvéolo. Quando é construída uma prótese para estes defeitos, o trajeto de inserção e remoção fica comprometido devido ao corte ósseo. Para melhorar a retenção e a estabilidade da prótese, pode ser necessária a ressecção óssea do corte inferior. Se uma prótese grande puder ser dividida em secções, podem ser utilizadas diferentes vias de inserção para cada secção, o que não só permite uma inserção e remoção mais fáceis, como também aumenta a retenção e a estabilidade.

Os defeitos adquiridos de grandes dimensões com rebaixos podem ser restaurados com próteses seccionais ligadas a pequenos pares de ímanes Sm-Co.

Por vezes, a prótese é dividida numa secção oral e numa secção obturadora. Se necessário, o obturador pode ainda ser dividido em duas ou mais partes. A localização das superfícies de contacto das secções da prótese deve ser feita para facilitar a construção e a inserção. O corte inferior do defeito não deve impedir a inserção de qualquer secção e a estética da restauração não deve ser comprometida pela divisão.

Uma prótese seccional também pode ser utilizada para a reabilitação de defeitos adquiridos na mandíbula. As partes destas próteses também podem ser ocas, se indicado. O número de secções será ditado pela extensão do defeito em relação às estruturas residuais.

As próteses seccionais também podem ser consideradas para os pacientes com sulcos alveolares graves que impedem a inserção e remoção da prótese. As próteses unitárias podem necessitar de um alívio da prótese excursivo para a colocação, o que pode comprometer a retenção, a estética e a higiene.[13]

## IMPLANTAÇÃO DE ÍMANES

### Repulsão magnética

Os ímanes foram utilizados para ajudar na retenção de próteses há mais de 30 anos (Winkler, 1967). A utilização de ímanes de repulsão em próteses completas foi descrita por Freedman em 1953. *Winkler e Pearson* estudaram a eficácia dos ímanes de repulsão incorporados nas dentaduras superiores e inferiores durante a fala e a mastigação, através de filmes cineradiográficos. Afirmaram que a deslocação das dentaduras durante a fala e os movimentos de mastigação foi reduzida consideravelmente com a utilização de ímanes de repulsão.

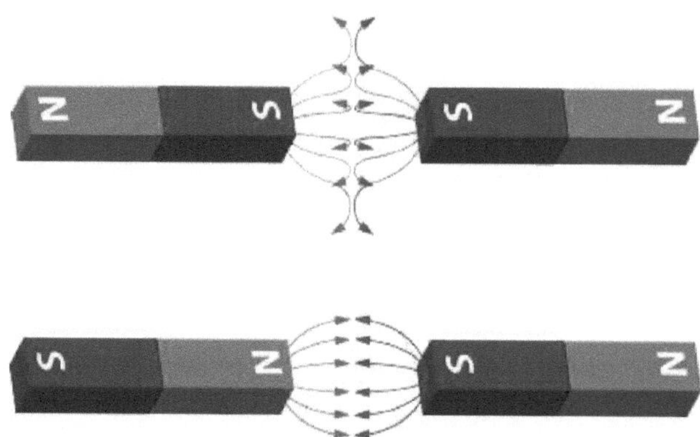


Ímanes grandes e, de acordo com os padrões modernos, bastante fracos, foram colocados em próteses completas de modo a que os pólos semelhantes se repelissem mutuamente para manter o assento da prótese. Os ímanes foram colocados em regiões molares nas bases das próteses completas, de modo a que os pólos semelhantes estivessem orientados um para o outro.

Quando o doente fechava os maxilares em conjunto, a repulsão mútua dos pólos semelhantes dos ímanes assentava a prótese contra os rebordos alveolares. No entanto, a força de repulsão constante promoveu a reabsorção do osso no rebordo alveolar, e o efeito de assentamento diminuiu drasticamente quando os maxilares estavam separados, quando a necessidade do efeito de assentamento era maior.

### - Atração magnética:

A utilização da força de atração entre dois ímanes para a retenção de próteses foi referida no início da década de 1960.[25] O efeito inverso, a atração mútua de vários tipos de ímanes emparelhados, tem sido utilizado para montar próteses maxilofaciais multicomponentes e obturadores, com excelentes resultados.[3,9]

Estas primeiras tentativas foram feitas com ímanes de Alnico V. Tanto rectangulares como cilíndricos revestidos a PMMA, que foram implantados cirurgicamente na mandíbula de um paciente desdentado. Devido à distância entre os 2 ímanes, estes forneciam uma força inadequada para ajudar na retenção da prótese. A introdução de ímanes de Co-Pt mais pequenos e mais fortes permitiu a continuação dos ensaios clínicos. Verificou-se também que o íman implantado migrava através do osso e dos tecidos até ficar exposto na cavidade oral. O procedimento acabou por ser abandonado devido aos elevados custos envolvidos e às fracas taxas de sucesso.[25]

Com a introdução do poderoso material magnético Sm-Co, a utilização de ímanes implantados para ajudar na retenção de próteses foi novamente investigada. Estes ímanes podiam ser produzidos em dimensões aproximadamente iguais a um quinto dos ímanes de Co-Pt e ainda assim fornecer a mesma força.[25]

Duas qualidades importantes de um íman que funciona como implante são a força e a permanência. Quanto maior for a força coerciva necessária para desmagnetizar o íman, mais permanente é o íman. Quanto maior for a energia externa disponível a partir de um íman específico (designada por "produto de energia de pico"), mais potente é o íman.[38]

Um pequeno grupo de pacientes expressou a necessidade de maior estabilidade e retenção das suas sobredentaduras, o que só poderia ser conseguido através da utilização de attachments. Uma vez que estas técnicas são demoradas e dispendiosas, a utilização de ímanes dentro da raiz é uma alternativa económica e funcional.

As vantagens desta abordagem em relação à técnica de implante magnético enterrado são:

1. O íman não é enterrado no osso ou nos tecidos moles, pelo que não é necessário recorrer a cirurgia;

2. Não há perigo de compressão dos tecidos moles entre o implante e o íman;

3. O implante não interfere com a função normal de nenhum dos tecidos; e

4. O implante é fácil de observar e de manter ou substituir.[6] .

Em 1949, o material magnético permanente mais potente disponível era o Alnico V, uma liga de alumínio, níquel, cobalto e ferro.

Em dezembro de 1951, soube-se que era possível obter uma liga magnética muito potente de platina e cobalto. Este material tinha um produto de energia de pico (BH max. milhões) de aproximadamente 9 em comparação com 4,5 para o alnico V e tinha várias outras vantagens muito significativas:

(1)  melhor relação comprimento/diâmetro,

(2)  maior eficiência num intervalo de ar variável,

(3)  isotropia substancial a nível magnético

(4)  maior estabilidade magnética, e

(5)  tolerância dos tecidos.

Tornaram-se imediatamente evidentes várias desvantagens do material de platina-cobalto:

(1) custo comparativamente elevado

(2) disponibilidade limitada, e

(3) extrema dificuldade de fabrico.

## • Relação comprimento/diâmetro

O produto de energia de pico só pode ser obtido se um material magnético for utilizado na sua relação exacta de comprimento/diâmetro. A relação comprimento/diâmetro é diferente para cada substância magnética e é intrínseca a essa substância. Os desvios da relação comprimento/diâmetro óptima resultam numa diminuição do produto energético disponível. Um íman a ser implantado na mandíbula não pode, muitas vezes, estar em conformidade com a relação comprimento/diâmetro ideal, porque o desenho é influenciado pela anatomia do osso. Por exemplo, a relação óptima comprimento/diâmetro do alnico V é 5.

## • Eficiência num intervalo de ar variável

Todos os materiais magnéticos são mais eficientes quando funcionam através de um espaço de ar fixo, ou seja, quando a distância entre o íman e o material que está a atrair é fixa e estática. Quando a distância ou o espaço de ar entre eles varia, o íman funciona com um nível de eficiência inferior. Alguns materiais perdem uma quantidade substancial de força quando funcionam através de um espaço de ar variável; outros são bastante eficazes nestas circunstâncias. A distância entre o íman na mandíbula e o íman na prótese varia, não só de doente para doente, mas também dentro da mesma boca em diferentes circunstâncias.

## • Qualidade isotrópica Magneticamente

Um material magnético é denominado anisotrópico se tiver uma orientação preferencial de modo a que as caraterísticas magnéticas sejam melhores ao longo de um eixo do que ao longo de qualquer outro eixo. Um material magnético é denominado isotrópico se tiver as mesmas caraterísticas magnéticas ao longo de qualquer eixo de orientação. Por outras palavras, um material anisotrópico é mais forte quando magnetizado numa direção; um material isotrópico pode ser magnetizado em qualquer direção igualmente bem. O Ainico V é anisotrópico; a platina-cobalto é isotrópica.

- **Estabilidade magnética**

Uma força de aproximadamente 580 oersteds desmagnetiza o alnico V, uma força de 4.500 oersteds é necessária para desmagnetizar a platina-cobalto.

A platina-cobalto mantém a sua estabilidade estrutural até 500° C. e é muito resistente a alterações causadas por choques mecânicos, sendo referida como um íman "vitalício" em vez de um íman "permanente". Uma vez que, quando utilizado como implante, apenas a alta tensão letal e temperaturas superiores a 500° C desmagnetizam este material, é de esperar que funcione com eficiência total durante toda a vida do doente.

Uma caraterística crítica da força magnética é expressa na <u>Lei de Coulomb</u>, que afirma que "a força magnética é inversamente proporcional ao quadrado da distância entre os pólos.

- **Mudança na direção da magnetização**

Foi demonstrado que a alteração da direção de magnetização dos ímanes aumentava a quantidade de energia disponível. Quanto mais curtas forem as linhas de força, mais fortes são; pelo contrário, quanto mais longas forem, mais fracas são. Os ímanes tinham sido magnetizados de ponta a ponta, como habitualmente, de modo a que o pólo norte ficasse numa extremidade e o pólo sul na extremidade oposta. Com o íman da prótese colocado sobre o íman do implante, algumas das linhas de força entre os ímanes eram repelentes. A maior quantidade de forças atractivas só está disponível se os ímanes estiverem alinhados com precisão. Qualquer irregularidade da mucosa sobrejacente ou ligeiro deslocamento da prótese pode causar o alongamento das linhas de atração e o encurtamento das linhas de repulsão, com uma quantidade mensurável de perda de atração. Com os ímanes magnetizados através do diâmetro, de modo a que toda a superfície superior seja um pólo e a superfície inferior o pólo oposto, todas as linhas de força entre os ímanes são de atração.

**- Alterações na conceção dos ímanes**

Ao achatar os ímanes, mais linhas de força entre os dois ímanes foram encurtadas e mais energia foi disponibilizada. Com uma secção transversal de ímanes cilíndricos, a linha de força central é a mais curta; as da periferia são mais longas e, consequentemente, mais fracas. Com uma secção transversal de ímanes achatados, a maior parte das linhas de força são curtas e, consequentemente, mais fortes. Na mandíbula, o campo magnético de atração não se encontrava na direção inferosuperior, mas sim na direção latero-medial ou buco-lingual.[38]

No final da década de 1960, foram desenvolvidos ímanes permanentes baseados em cobalto e elementos de terras raras, nomeadamente samário. Estes ímanes têm duas a seis vezes a intensidade do campo magnético dos ímanes convencionais, como o Alnico, o que constitui uma vantagem significativa em aplicações dentárias. Mas a sua resistência à desmagnetização (coercividade intrínseca) é de 20 a 50 vezes superior à dos ímanes convencionais, uma melhoria tão grande que os coloca numa classe diferente. As ligas de cobalto de terras raras têm de ser expostas a um campo magnético extremamente forte para serem magnetizadas, mas, uma vez magnetizadas, necessitam de um campo magnético inverso correspondentemente forte para voltarem ao estado não magnético. Esta qualidade permite que a liga de cobalto e samário seja transformada em ímanes com um comprimento de 1 mm sem perda significativa da força do campo magnético.

Não é o caso das ligas de coercividade mais baixa, como o Alnico, porque quando os ímanes fabricados com estas ligas são reduzidos em tamanho, chega-se a um ponto em que os pólos norte e sul estão tão próximos que se desmagnetizam mutuamente.

Estas propriedades únicas das ligas magnéticas de cobalto e terras raras levaram vários investigadores a examinar o seu potencial como auxiliares na retenção de sobredentaduras. Atualmente, estão a ser utilizados três sistemas diferentes. Alguns investigadores cimentam um íman na raiz e colocam um íman correspondente, mas de polaridade oposta, na sobredentadura. Isto segura a prótese com uma força de 100 a 200 g, dependendo do tamanho e do tipo de íman, e proporciona uma retenção eficaz.

- Tem dois inconvenientes.

- Em primeiro lugar, quando a prótese está colocada, existe um campo magnético externo inevitável em torno do par de ímanes, e este campo pode estender-se à raiz do dente e aos tecidos circundantes.

- Em segundo lugar, o campo magnético inevitável permanece à volta da raiz, mesmo quando a prótese é removida. Embora não tenham sido relatados na literatura quaisquer efeitos nocivos locais ou sistémicos decorrentes da utilização dentária de ímanes, alguns estudos sugerem que os campos magnéticos podem afetar os tecidos vivos e a fraca possibilidade de danos durante um longo período de exposição não pode ser descartada.

O segundo sistema elimina o íman intra-radicular e substitui-o por uma liga magnetizável, quer como uma liga magnetizável fundida na tampa da raiz, quer como um elemento de raiz pré-formado de aço inoxidável magnetizável. A atração magnética entre os ímanes induzidos e permanentes é semelhante à que existe entre dois ímanes permanentes, ou seja, 100-200 g. Mais uma vez, um campo magnético externo inevitável rodeia os dois elementos, com a prótese colocada. No entanto, quando a prótese é removida, o molde da tampa da raiz ou o elemento pré-formado da raiz volta a este estado não magnetizado e o campo magnético à volta da raiz do dente desaparece.

O sistema de retenção magnética da Universidade de Sydney elimina quase todo o campo magnético externo na boca, quer a prótese esteja a ser usada ou não. Isto é conseguido através da disposição de ímanes emparelhados com pólos opostos adjacentes. Os discos de liga magnetizável emparelhados (detentores), um fixo e outro amovível, transportam o campo magnético do pólo norte para o pólo sul adjacente e do pólo sul para o pólo norte adjacente, num circuito fechado. O detentor fixo e os ímanes emparelhados constituem o elemento de prótese do sistema, e o detentor destacável constitui o elemento de raiz. Esta disposição, objeto de patentes da Universidade de Sydney, proporciona uma vantagem adicional e significativa: a força de retenção é de aproximadamente 300 g, quase o dobro da força proporcionada por um único íman de tamanho comparável, quando utilizado como mencionado nos dois sistemas acima descritos. A explicação para esta duplicação anómala do efeito de retenção é que, com detentores emparelhados, todo o campo magnético disponível contribui para a retenção, tal como os dois pólos de um íman em ferradura podem levantar o dobro do que um pólo de um íman em barra comparável. Nos outros dois sistemas, metade do campo magnético não contribui para a retenção, sendo assim desperdiçado.

A liga de samário-cobalto é suscetível de fratura e corrosão na boca... Embora a liga e os seus produtos de desgaste e corrosão sejam inócuos, a corrosão é indesejável, uma vez que acaba por resultar numa retenção reduzida. No sistema da Universidade de Sydney, as faces expostas dos ímanes são protegidas contra o desgaste e a corrosão por placas terminais de aço inoxidável magnetizável, com 0,25 mm de espessura, com um intervalo entre elas para garantir que não reduzem significativamente a retenção. O aço inoxidável utilizado tanto para os detentores como para as placas terminais não corrói na boca, é biocompatível e também não contém níquel.[4]

# * UTILIZAÇÃO CONVENCIONAL DE ÍMANES

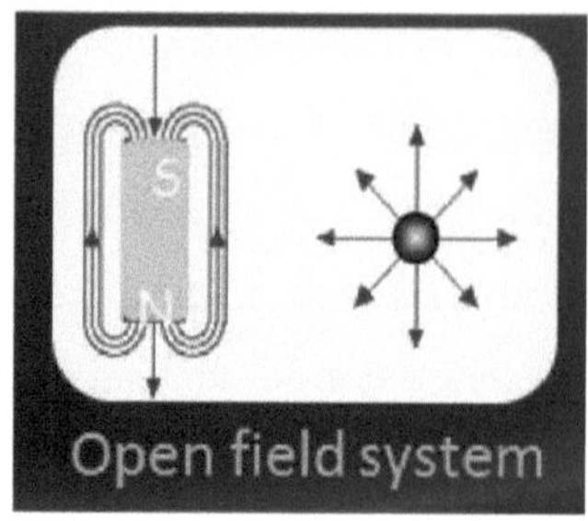


A primeira utilização relatada de ímanes para a retenção de sobredentaduras teve lugar na década de 1960 com a reabilitação de um doente com fenda labial e palatina. A liga magnética de Co-Pt foi utilizada para produzir coroas para 3 dentes restantes com Co-Pt fundido também incorporado na prótese. Seguiu-se a técnica de cimentação de ímanes dentro de raízes retidas para a retenção de sobredentaduras. Um íman de Sm-Co foi cimentado numa cavidade preparada na superfície da raiz, e um íman semelhante foi colocado na prótese. A técnica foi modificada para evitar a corrosão dos ímanes no ambiente oral com a utilização de um coping de ouro fundido para cobrir o íman; não se sabe se foi bem sucedida.[25]

Porta-raízes magnéticos macios: Foram efectuados vários estudos sobre os efeitos dos campos magnéticos e dos materiais magnéticos, com resultados contraditórios. Devido aos receios sobre os efeitos dos campos magnéticos nos tecidos moles, foi desenvolvido um material magnético macio, a liga Pd-Co-Ni, para utilização na face da raiz. Foram investigadas três ligas como substitutos do componente do elemento radicular: Pd-Co, Pd-Co-Cr e Pd-Co-Ni. Após avaliação das propriedades magnéticas e físicas e da resistência à corrosão, a liga Pd-Co- Ni foi considerada a mais adequada. No entanto, foi também demonstrado que as ligas Pd-Co-Pt são as mais resistentes à corrosão. A vantagem destas ligas é que o elemento de raiz não possui propriedades magnéticas permanentes; assim, não há campos magnéticos re-experimentados no ambiente oral quando as próteses são removidas. Outros materiais magnéticos macios utilizados para os aparelhos radiculares incluem os aços inoxidáveis magnéticos, o Permendur (uma liga de ferro e cobalto) e as ligas de crómio-molibdénio.

Estas ligas foram fundidas para formar uma coifa radicular ou pré-formadas num suporte com ou sem rosca para cimentação na raiz ou fixação a um implante. As coifas fundidas foram cimentadas e, nalgumas situações, fixadas com pinos cruzados na raiz para evitar a perda do contentor em caso de rutura do adesivo. Embora tenha havido receios quanto aos efeitos dos campos magnéticos nos tecidos humanos, os sistemas de campo aberto são atualmente utilizados tanto na retenção de próteses como em aplicações ortodônticas [25]

**- Sistemas de campo fechado**

Muitos sistemas comerciais são atualmente do tipo de campo fechado; estes tentam reduzir os efeitos do campo magnético na cavidade oral. Os acessórios magnéticos incorporam materiais magnéticos macios, como o aço inoxidável ferrítico ou martensítico ou uma liga Pd-Co-Ni que liga os dois pólos de um íman, de modo a que o campo externo seja desviado pelo caminho de menor resistência, reduzindo os campos externos in situ.

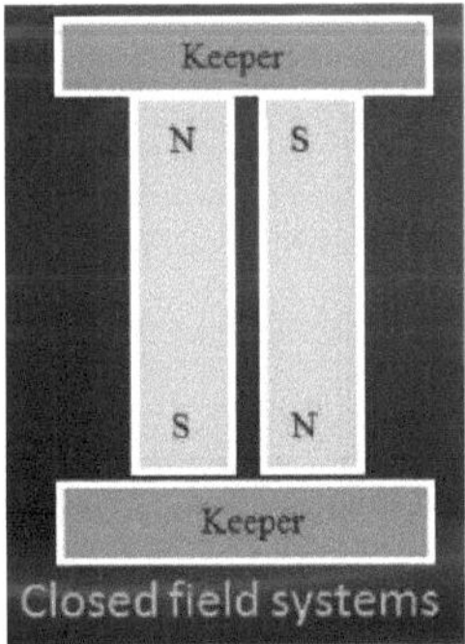


A fixação de ímanes de campo fechado é mais eficiente porque tanto o pólo norte como o pólo sul podem ser utilizados para a fixação ao detentor (nos sistemas de campo aberto, apenas é utilizado um pólo) e os detentores podem conter o fluxo magnético. Embora estes sistemas proporcionem geralmente uma força de retenção mais elevada do que um sistema de campo aberto de dimensão semelhante, a retenção diminui rapidamente com o aumento da separação. A primeira conceção de campo fechado foi a conceção de pólo dividido, que consistia em 2 ímanes dispostos com pólos opostos adjacentes um ao outro. Um detentor magnético macio foi fixado na parte superior dos ímanes e um detentor semelhante foi incorporado na raiz. Foram efectuadas comparações das forças fornecidas por ímanes emparelhados, ímanes simples e material magnético macio, e pólos invertidos e não invertidos. Os ímanes emparelhados proporcionaram uma maior força de rutura do que um íman único com um detentor de íman macio.

Desde então, foram utilizados outros sistemas comerciais e as concepções destes sistemas evoluíram. Existem várias concepções baseadas em conjuntos circulares e rectangulares. Foi demonstrado que uma conceção em sanduíche de ímanes funciona bem, embora a quantidade de retenção fornecida por esta conceção dependa da espessura das placas laterais e da base. A análise de elementos finitos (FEA) tem sido utilizada para melhorar a conceção destes acessórios de modo a maximizar a força que fornecem. A FEA é capaz de mostrar as distribuições de fluxo magnético dentro de uma conceção e também dar informações sobre as forças de contacto e as caraterísticas de separação de forças dos sistemas magnéticos. Uma conceção de campo fechado que consiste num íman num copo, que por sua vez é colocado num copo exterior, fornece uma força de retenção mais elevada do que um sistema simples de campo aberto que incorpora um íman de tamanho semelhante. No entanto, uma conceção circular do tipo sanduíche de campo fechado proporciona ainda uma maior quantidade de retenção. Se os materiais do detentor forem elipsoidais, a retenção aumentará ainda mais.[25]

Cobalto, cromo e aço são todos tóxicos para os tecidos. Só numa proporção precisa é que se ligam para formar o Vitallium, um material altamente tolerado pelos tecidos.[38]

A quantidade de retenção diminui drasticamente entre os sistemas à medida que o espaço de ar aumenta, a quantidade de retenção disponível, mesmo a 0,4 e 0,5 mm, era clinicamente adequada em comparação com uma barra 1 (um padrão de aceitação clínica). A força do íman deveu-se principalmente à sua disposição interna, sendo o tamanho de importância secundária. A retenção é melhor quando o íman e o detentor estão em aposição. Durante o processamento, quer seja curado pelo calor ou polimerizado automaticamente, o íman não manterá exatamente a mesma posição na prótese devido à contração da polimerização. Isto é mais evidente numa prótese curada a quente, porque a maior massa de resina acrílica resulta numa maior contração. A resina acrílica autopolimerizada utilizada para unir o íman à prótese encolhe consideravelmente menos, porque é utilizada apenas uma quantidade relativamente pequena de resina acrílica. O espaço de ar e a força de separação são inversamente proporcionais. A maior retenção não é necessariamente a melhor numa situação clínica, porque associado ao aumento da retenção está um aumento da quantidade de tensão transmitida à estrutura à qual o detentor está ligado. Idealmente, a quantidade mínima de retenção necessária para manter uma prótese é a melhor. Quanto menor for a capacidade de retenção do íman, menor será a quantidade de tensão sobre as estruturas de suporte durante a função.[36]

A utilização de um sistema magnético com um espaço de ar pode produzir uma retenção adequada, exercendo um mínimo de tensão nas estruturas de suporte do detentor.[36]

O íman R-Co é um composto de elementos de terras raras e cobalto. O "R" pode ser samário, cério ou praseodímio, mas o Sm-Co é superior a outras combinações. O produto máximo de energia magnética é três a oito vezes superior ao do íman de ferrite, que tem sido frequentemente utilizado em próteses maxilofaciais.

Utilização de Sm-Co (Hicorex-26A, Hitachi Metals, Tóquio, Japão), as suas propriedades magnéticas são -

(1)  produto energético máximo $(BH)_{ma}$ x - 24 a 27 megagauss oersted (MGOe),

(2)  densidade de fluxo residual $B_r$ = 9,8 a 10,5 quilogauss (kG),

(3)  força coerciva $H_c$ = 9 a 10 kilo-oersted (kOe), e

(4)  ponto de curie $T_C$ = 680°C.

Os ímanes Sm-Co estão disponíveis como discos ou prismas rectangulares. Os ímanes em disco medem 4 mm de diâmetro e 1,5 mm de espessura (4 diâmetro x 1,5 mm de espessura) ou 7 mm de diâmetro e 1,5 mm de espessura (7 diâmetro x 1,5 mm de espessura). A massa é de 0,16 g e 0,48 g, respetivamente. O íman de prisma retangular mede 2x2x3 mm$^3$, pesa 0,1 gm e tem faces de pólo rectangulares que medem 2x3 mm$^2$.

As superfícies dos ímanes são revestidas com crómio. Na utilização clínica, um par de ímanes está normalmente separado 0 a 0,5 mm. O grau de atração é suficiente para ligar próteses seccionais. Para além da forte atração, a magnetização dos ímanes Sm-Co não diminui significativamente porque a densidade do fluxo residual e a força coerciva são comparáveis. Uma vez que as propriedades magnéticas dos ímanes Sm-Co não se deterioram até 200°C, estes ímanes podem ser colocados em resina de polimerização térmica durante a polimerização. Uma vez que os pares de ímanes em contacto têm a atração máxima, é ideal ter a superfície dos ímanes exposta. No entanto, a superfície pode ficar manchada pela saliva. Por isso, recomenda-se que os ímanes sejam colocados dentro da prótese a 0,2 a 0,5 mm da superfície de cada secção. Se ficar exposto, o íman deve ser coberto com uma liga ferromagnética de Pd-Co-Ni.

Como a separação de um par de ímanes diminui a atração magnética, a quantidade de separação deve ser controlada com precisão. Sugere-se a utilização de uma tampa de resina côncava com uma espessura definida na qual o íman é incorporado.

Devem ser utilizados ímanes com uma relação espessura/diâmetro óptima para maximizar a atração num par de ímanes. Os ímanes de disco ideais têm uma relação de 0,4, o que indica que é preferível um íman de 4 diâmetros x 1,5 mm de espessura.

Os campos magnéticos para os ímanes Sm-Co em disco são facilmente calculados. Como os ímanes Sm-Co têm uma magnetização uniforme J (G = gauss), a densidade do fluxo magnético B(G) no eixo perpendicular à face do pólo magnético pode ser calculada pela fórmula: B = J/2

$$B = J/2 \left[ \frac{x+w}{R^2+(x+w)^2} * \frac{x}{R^2+x^2} \right]$$

Em que R (mm) e w (mm) são o raio e a espessura do disco magnético e x (mm) é a distância à face do pólo. J para os ímanes Sm-Co é igual a 9 (kG).

Por conseguinte, as densidades do fluxo magnético dos ímanes de 4 diâmetros x 1,5 mm de espessura e de 7 diâmetros. X 1,5 mm de espessura são 2,7 (kG) e 1,77 (kG) em cada face do pólo (x = 0), e 20 (G) e 60 (G) no ponto em que x = 10 (mm).

Uma vez que existe alguma distância entre o tecido e os ímanes, as densidades do fluxo magnético no tecido serão inferiores a 1 (kG). Embora os efeitos biológicos dos campos magnéticos sejam incertos, os campos magnéticos locais observados com ímanes Sm-Co não têm qualquer efeito aparente no tecido.

As vantagens dos ímanes Sm-Co são:

(1)   As secções das próteses podem ser ligadas por ímanes com menos de 1 cm de dimensão,

(2)   podem ser incorporados em secções finas de resina acrílica,

(3)   são fáceis de colocar,

(4)   a inserção é fácil (a atração magnética aumenta),

(5)   podem ser utilizados obturadores ocos, e

(6)   os cortes inferiores dos tecidos podem ser utilizados para uma retenção adicional das próteses.[13]

## - O sistema de ímanes miniatura

O sistema de retenção magnética foi desenvolvido na sequência da descoberta, em 1967, e subsequente desenvolvimento comercial, do cobalto-samário ($Co_5$ Sm) como a liga mais avançada para ímanes permanentes. Os ímanes de samário-cobalto possuem, de facto, as mais excelentes propriedades magnéticas, constituindo uma nova classe de materiais magnéticos. A força magnética necessária para aplicações dentárias pode ser obtida com ímanes Sm-Co muito pequenos.

O componente principal pode ser expresso por $SmCo_5$ . Este íman contém as melhores propriedades magnéticas de todos os ímanes de terras raras e cobalto.

Esta liga tem 4 a 10 vezes a força do campo magnético dos ímanes permanentes anteriores, sem a despesa de ser uma liga preciosa como o melhor íman anterior que era de cobalto-platina. Além disso, um íman de cobalto-samário tem 5 a 40 vezes a coercividade intrínseca dos ímanes anteriores. A coercividade intrínseca é uma medida da resistência do material à desmagnetização, ou seja, à permanência do seu estado magnético. Uma coercividade intrínseca mais elevada significa que um íman pode ser encurtado sem que os pólos norte e sul se desmagnetizem mutuamente.[14]

A força magnética necessária pode ser obtida com um íman pequeno e plano na ordem dos milímetros. Assim, o íman de Sm-Co pode ser utilizado para ultrapassar o problema devido ao volume dos ímanes convencionais. O íman de Sm-Co é adequado como material dentário devido às suas propriedades físicas, químicas e biológicas.

## Propriedades magnéticas

As propriedades magnéticas são normalmente representadas por uma curva de desmagnetização que indica a relação entre a intensidade do campo magnético H e a densidade do fluxo magnético B no interior de um íman. A curva pode ser caracterizada por três grandezas, nomeadamente, a densidade de fluxo residual $B_r$, a força coerciva $H_c$ e o produto energético máximo $(BH)_{max}$ . Quanto maiores forem estes valores, mais forte é o íman. A magnetização é constante e independente da forma do íman. Uma vez que os ímanes do tipo fiat são normalmente utilizados para aplicações dentárias, o íman Sm-Co é mais vantajoso do que os outros.

Em comparação com o íman de Sm-Co, os ímanes de Pt-Co e de ferrite necessitam de um volume aproximadamente quatro e duzentas vezes maior, respetivamente, e os ímanes de alnico necessitam de um volume ainda maior.

A magnetização nos ímanes de Pt-co e de alnico pode diminuir devido ao campo magnético interativo de ambos os ímanes e as forças magnéticas podem enfraquecer gradualmente. Por outro lado, este efeito no caso do íman de Sm-Co é insignificante devido à sua curva de desmagnetização reta. Por conseguinte, a força magnética dos ímanes Sm-Co é suficientemente estável e constante com o passar do tempo.

A temperatura de Curie do íman Sm-Co é de 680°C. A temperatura até à qual as propriedades magnéticas não se deterioram é de 200°C. Por conseguinte, o íman pode ser tratado com água a ferver.

A força necessária para ajudar a reter uma prótese dentária ou a deslocar um dente é aproximadamente da ordem de algumas centenas de gramas de peso. Uma força pode ser obtida por ímanes de menos de 5 mm. Estes ímanes podem certamente ser incorporados numa prótese ou num dente.

**Resistência à corrosão**

Como as alterações médias de peso devidas à saliva artificial, $Na_2$ S e NaCl são inferiores a 0,1 $mg/cm^2$ , a resistência à corrosão pode ser suficientemente elevada. O íman nunca é mantido continuamente numa boca em condições tão severas. Considera-se preferível, no entanto, que o íman seja revestido com um material à prova de ácido. Por conseguinte, o íman é revestido com Ni ou Cr, que é geralmente utilizado para revestimento de proteção contra a corrosão. O efeito biológico do revestimento melhora a resistência do íman aos ácidos. O Ni é citotóxico, mas a sua toxicidade é muito fraca em comparação com a do Co. O íman revestido com Cr é considerado inócuo.

Um íman produz um campo magnético à sua volta. Uma vez que a distribuição do campo magnético de um íman tão pequeno está principalmente limitada a cerca de um centímetro à volta do íman, o campo pode não causar praticamente qualquer efeito nos tecidos.

**Toxicidade**

Na morfologia celular, observou-se em todo o lado um arredondamento devido ao encolhimento do citoplasma e à consequente degeneração. Assim, o Co é um metal citotóxico. No caso do íman Sm-Co, as células crescem monotonicamente. As observações morfológicas também mostraram que as células mantiveram as suas formas naturais na sua totalidade, com exceção de uma pequena degeneração que foi observada apenas nas células situadas a 4 mm do íman. Por conseguinte, a toxicidade do íman é muito fraca e praticamente insignificante. Este facto prova que a toxicidade do "Co" pode ser fortemente inibida ligando-o ao Sm, que não tem toxicidade.

Algumas outras propriedades - Algumas outras propriedades físicas do íman de Sm-Co como material dentário são as seguintes: Densidade = 8,1 g/cm$^3$ ; Coeficiente de expansão térmica = 12,6x10$^{"6}$ /°C; Dureza = 600 H$_v$ ; Alongamento, quase zero.

O coeficiente de expansão térmica é semelhante ao das ligas dentárias habituais e a densidade é semelhante à das ligas Co-Cr de fundição. Uma vez que a dureza é consideravelmente elevada e o alongamento é quase nulo, o íman é um pouco frágil e apto a fender-se. Por conseguinte, o íman é muito difícil de processar, embora seja possível limá-lo ligeiramente com ferramentas dentárias.

As propriedades magnéticas do íman são notavelmente superiores às de outros tipos de ímanes. Mesmo que o íman tenha uma forma plana conveniente para aplicações dentárias, quase não há desmagnetização. A força magnética necessária para aplicações dentárias pode ser obtida através de pequenos ímanes na ordem dos mm. As propriedades magnéticas são invariáveis ao longo do tempo e no aquecimento abaixo de 200°C. As resistências à corrosão para a saliva artificial, soluções de $Na_2 S$ a 0,1% e NaCl a 1% são boas. O íman é uma liga inócua. De preferência, o íman deve ser revestido para melhorar a resistência aos ácidos e o revestimento com Cr é biologicamente superior. O íman deve ser manuseado com cuidado porque é um pouco frágil. Por conseguinte, o íman Sm-Co pode ser utilizado como material dentário, ultrapassando as limitações devidas ao tamanho do íman em aplicações anteriores.[16]

O íman Sm-Co tem algumas deficiências:

• Um deles é o facto de o íman não poder ser fundido clinicamente. A forma dos pequenos ímanes produzidos em massa é geralmente limitada a um disco, uma coluna ou um prisma retangular.

• O próximo defeito é o facto de o íman ser frágil e suscetível de se partir. Pode ser quebrado pela pressão mastigatória.

• Outra deficiência é o facto de o íman ter de ser banhado ou revestido para aumentar suficientemente a sua resistência à corrosão quando a sua superfície está exposta na boca.

- Um método para ultrapassar os problemas acima mencionados é substituir o íman num corpo vivo, como o íman embutido numa raiz, por uma liga ferromagnética com propriedades magnéticas suaves como as do ferro macio. Naturalmente, a liga tem de ser fundível. As propriedades ferromagnéticas e a capacidade de fundição poderiam resolver os problemas acima referidos.

A liga terá ainda outras vantagens:

- Um caminho magnético fechado feito da liga aumentará a atração magnética e, ao mesmo tempo, diminuirá a fuga do campo magnético para o tecido. Além disso, a magnitude e a direção da atração serão controláveis através da conceção do caminho magnético da liga.

- A liga deve ter não só propriedades ferromagnéticas suaves e capacidade de fundição, mas também as propriedades físicas e químicas necessárias para ser utilizada como material dentário. O ferro, o cobalto e o níquel são elementos com ferromagnetismo. Têm uma fraca capacidade de fundição e uma baixa resistência à corrosão e não podem ser utilizados como material de fundição dentária.

Como ligas ferromagnéticas macias para uso industrial, são bem conhecidas as ligas de ferro-silício, Permalloy, Vanadium Permendur, etc., mas a sua resistência à corrosão é muito baixa devido ao ferro contido. Além disso, o seu ponto de fusão é elevado, 1440°C para o Permalloy, por exemplo. Por conseguinte, não são adequados para utilização dentária.

Quase todas as ligas dentárias convencionais são não ferromagnéticas, o aço inoxidável 13 Cr ou 18 Cr e as ligas de fundição Co-Cr e Ni-Cr têm ferromagnetismo. O aço inoxidável, no entanto, tem uma fraca capacidade de fundição e o ferromagnetismo das outras duas ligas é demasiado fraco para que possam ser utilizadas como ligas de atração magnética.

Para ultrapassar as deficiências do íman Sm-Co e para tornar a sua aplicação em medicina dentária mais vantajosa, a liga ferromagnética de fundição dentária é essencial. Estão disponíveis três tipos de ligas Pd-Co, ou seja, a liga binária Pd-Co e as ligas ternárias Pd-Co-Cr e Pd-Co-Ni.

As ligas têm as propriedades magnéticas adequadas para gerar uma atração magnética eficaz em combinação com o íman Sm-Co. A liga Pd-Co-Ni pode ser a mais superior entre as três, porque pode ser fundida mais facilmente e tem uma resistência à corrosão bastante elevada. Aplicação bem sucedida das ligas a várias próteses dentárias em combinação com os pequenos ímanes

Sm-Co [47]

## FORÇAS DE RETENÇÃO

Um estudo recente sobre a alteração da força de retenção com o desgaste dos attachments *Ceka, Dalla Bona, Gerber, Kurer e Rothermann* apresentou valores que variam de 1 a 2 kg quando novos até 200 g após vários milhares de ciclos de montagem e desmontagem *(Stewart e Edwards,* 1983). *Lehmann e Arnim* (1978) realizaram um estudo semelhante e sugeriram que a força de retenção mínima fornecida por um único acessório deve ser de cerca de 400 g (4N) e, para evitar danos aos tecidos que suportam a raiz, a força de retenção não deve exceder 1 kg. Loke (1980), num estudo não publicado, comparou as forças de retenção de cinco attachments e dois sistemas de retenção magnética. Verificou que todos os attachments testados mostraram uma perda progressiva de retenção, mas nenhum dos attachments magnéticos testados perdeu retenção. Os seus resultados, que deram valores de retenção um pouco inferiores aos obtidos pelos autores acima referidos, não são, no entanto, diretamente comparáveis, porque adicionou pasta de dentes à saliva utilizada como lubrificante, para simular as condições da casa de banho. Após o inevitável desgaste, a maioria dos attachments proporciona uma retenção in vitro na gama de 100-400 g. Uma vez que são todos de uso comum, esta ordem de retenção na boca é presumivelmente aceitável, embora não seja, talvez, a ideal.

*S. Elliott* referiu que os valores de retenção de "tração direta" podem ser enganadores. Os seus estudos mostram que, quando curados na base da prótese, os efeitos de alavanca criados pelas forças de deslocação que se afastam da área de fixação aumentam os valores de retenção em duas a quatro vezes, e esta pode ser a explicação para a falha não rara dos encaixes de precisão. O efeito não ocorre com a retenção magnética, uma vez que a retenção fornecida é inerentemente auto-limitada e não é afetada pela direção da deslocação da prótese.

A retenção magnética para sobredentaduras oferece uma série de vantagens em comparação com outros tipos de fixação. A mais importante é a auto-limitação inerente das forças exercidas sobre a raiz. No caso do sistema da Universidade de Sydney, estas são de 300 g no máximo, para a deslocação vertical da prótese, e muito menos para a deslocação lateral, rotacional e de inclinação. Por esta razão, e devido aos rácios coroa/raiz muito favoráveis, as raízes inadequadas para os sistemas de fixação convencionais geralmente toleram muito bem a retenção magnética, mesmo aquelas com um envolvimento periodontal considerável.

Para as sobredentaduras completas, o suporte de prótese mais eficaz é fornecido pelos caninos ou pré-molares, mas qualquer dente pode ser utilizado como uma alternativa económica ao tratamento de restauração extensivo ou dispendioso. Para sobredentaduras parciais, qualquer dente pode ser utilizado para fornecer suporte e retenção. A propriedade de quebra de tensão inerente à retenção magnética é então muito útil, especialmente em casos de extensão distal.

O kit de retenção magnética da Universidade de Sydney contém os seguintes componentes:

1. Elemento de retenção de prótese (ímanes emparelhados, detentor fixo e placas de extremidade protectoras) e cimento pré-formado e destacável no elemento detentor enviado em conjunto para eliminar campos magnéticos externos.

2. Suporte de rosca pré-formado ou suporte de cimento pré-formado.

3. Detentor de transferência idêntico ao detentor de cimento, mas equipado com uma etiqueta de retenção de arame e utilizado em procedimentos laboratoriais.

4. Réplica de pedra do elemento de retenção de prótese utilizado em procedimentos laboratoriais.

5. Disco de cimentação utilizado para manter o elemento de retenção da

prótese livre de cimento quando se colocam os encaixes.

## SELECÇÃO DO DETENTOR

O mantenedor de cimento deve ser utilizado quando o espaço disponível para a dentadura é limitado, porque, quando concluído, a face da raiz fica nivelada com a gengiva. Não é adequado para raízes pequenas, devido ao perigo de perfuração lateral da raiz, ou para pacientes com uma elevada suscetibilidade à cárie, porque é deixado um anel de dentina exposto. Tem 5 mm de comprimento, 3 mm de largura e 1,2 mm de espessura, e a face da raiz deve ser suficientemente grande para acomodar uma cavidade deste tamanho. O contentor pode ser reduzido em casos especiais, mas com a perda de alguma retenção. É colocado numa única consulta.

O contentor aparafusado pode ser utilizado quando existe espaço disponível adequado para a prótese, ou quando a face da raiz é demasiado pequena para acomodar um contentor cimentado. Devido ao facto de ser facilmente removido e substituído, deve ser utilizado quando pode ser necessário um tratamento adicional da raiz, ou quando a raiz pode necessitar de ser encurtada devido à recessão gengival prevista. Quando concluído, a face da raiz será 1,2 mm mais alta do que a gengiva. Este contentor tem 6 mm de comprimento e 4 mm de largura nas suas maiores dimensões, e normalmente cobre a maior parte da face da raiz. É colocado numa única consulta.

O detentor de cimento é idêntico ao detentor de parafuso, exceto no que diz respeito à sua retenção por um laço de arame soldado. É difícil de retirar, mas é o mais fácil de colocar. A operação pode ser efectuada em minutos. É o tipo preferido pela maioria dos utilizadores.

Deve ser utilizado um tampão radicular fundido e um pino de retenção quando é necessário um recobrimento total da face radicular devido à probabilidade de cárie dentária. Deve ser fundido numa liga magnetizável, sendo necessárias técnicas de fundição com crómio-cobalto. É possível utilizar uma liga de ouro, fundida num suporte de liga magnetizável pré-formado, mas tal não é recomendado, a menos que os testes confirmem a ausência de corrosão eletroquímica.

## PROCEDIMENTOS CLÍNICOS

Os dentes de suporte selecionados são obturados, utilizando o método de escolha, e decorados. As bolsas periodontais até 3 mm de profundidade podem normalmente ser deixadas sem tratamento, porque a decoronação permite uma higiene oral mais eficaz através de um melhor acesso para a escovagem dos dentes. Após a decoronação, a face da raiz deve ser nivelada na margem gengival. Ao contrário de outros sistemas de fixação, as faces das raízes não têm de estar no mesmo plano. A face da raiz acabada deve ser plana, e ajuda se a face da raiz for perpendicular ao longo eixo da raiz, mas isto não é essencial.

O detentor de cimento é adequado nos casos em que a face da raiz é suficientemente grande para um anel de dentina exposta, ou quando o espaço disponível para a prótese é limitado. Na cavidade oral, prepara-se uma cavidade com cerca de 5 mm de comprimento, 3 mm de largura e 1,5 mm de profundidade na face achatada da raiz e adicionam-se ligeiros cortes inferiores nos ângulos da linha axiopulpar vestibular e lingual. A cavidade da face radicular deve ser suficientemente grande para que o contentor possa ser inserido num ajuste solto. O detentor de transferência (idêntico em tamanho ao detentor de cimento) pode ser usado para testar isto, usando a sua etiqueta de retenção como uma pega. O detentor de cimento é colocado como um inlay simples de Classe I, utilizando o elemento de retenção da prótese como pega magnética, e com um disco de cimentação entre eles, para fornecer um guia de profundidade e para manter o excesso de cimento fora do elemento de retenção e da face da raiz. O cimento de ionómero de vidro é o meio de cimentação preferido, mas também pode ser utilizada resina composta, misturada até obter uma consistência de cimentação. As margens da face radicular são então chanfradas.

Os retentores aparafusados e cimentados podem ser utilizados em faces radiculares pequenas e quando existe espaço suficiente para a prótese. O retentor de cimento pode ser colocado em minutos. O retentor aparafusado demora mais tempo a colocar, mas é facilmente removível, e deve ser utilizado quando pode ser necessário um tratamento adicional da raiz, ou quando pode ser necessário encurtar a raiz através de recessão gengival subsequente. A superfície da face radicular destes aparelhos tem 6 mm de comprimento e 4 mm de largura, e normalmente cobre a maior parte da dentina da face radicular. Em doentes com um risco elevado de cárie dentária (por exemplo, devido à diminuição do fluxo salivar após radioterapia), recomenda-se a cobertura total da face da raiz. Isto pode ser conseguido através da preparação de um tampão radicular de face plana e da fundição de pinos em liga magnetizável, utilizando técnicas de fundição de crómio-cobalto. A liga preferida é o aço inoxidável utilizado para os retentores pré-formados.

Para colocar o fixador aparafusado, este é colocado contra a face da raiz e são efectuados orifícios de rosca para os pinos auto-roscantes, utilizando os orifícios do fixador como guias. Os pinos são aparafusados na dentina para manter o contentor contra a face da raiz. Se os pinos forem demasiado compridos, forma-se uma segunda cabeça no pino com o comprimento adequado, apertando-o com um alicate de bico estreito. Os orifícios do detentor são em forma de cone, para permitir a angulação dos pinos de modo a evitar a perfuração lateral da raiz, nos casos em que a face da raiz não é perpendicular ao longo eixo da raiz. Antes de aparafusar os pinos roscados na dentina, espalha-se cimento entre o detentor e a face da raiz, para eliminar quaisquer espaços mortos. As cabeças dos pinos são então cortadas, a face do detentor é achatada e as margens da face da raiz são chanfradas.

Para encaixar o fixador cimentado, prepara-se uma cavidade com cerca de 3 mm de comprimento, 1 mm de largura e 4 mm de profundidade no centro da face da raiz e fixa-se o fixador à face da raiz com cimento de ionómero de vidro. A ansa do fio soldada proporciona retenção. As margens da face da raiz são então chanfradas. Nalgumas raízes pequenas, o contentor aparafusado" ou cimentado pode ficar saliente em relação à face da raiz, caso em que o bordo do contentor é chanfrado. Em casos extremos, isto pode reduzir um pouco a retenção.

Antes de fazer a moldagem, os elementos de retenção da prótese são colocados contra os suportes, no alinhamento correto. A impressão é então efectuada utilizando o material escolhido. Normalmente, os elementos de retenção permanecem dentro da impressão quando esta é removida. Se ficarem nas faces da raiz, devem ser removidos e recolocados na impressão. Os transfer keepers são agora colocados contra as faces magnéticas expostas na moldagem, no alinhamento correto. As etiquetas de retenção de arame manterão os protectores de transferência no molde, quando a pedra tiver assentado. Quando o molde é removido do molde, os retentores de transferência reproduzem, no molde, a localização exacta dos retentores intra-orais nas faces da raiz do paciente. Este facto simplifica a construção da prótese. Por exemplo, o técnico pode construir a base de registo e a prótese de prova de modo a incorporar a retenção magnética, encerando os elementos de retenção da prótese no lugar. A cera da placa de base é adequada para este fim, uma vez que a força de retenção de cada elemento de retenção não pode exceder 300 g.

Os elementos de retenção magnéticos podem ser colocados na prótese, quer no laboratório, quer ao lado da cadeira. Para a inserção no laboratório, os elementos de retenção da prótese são colados aos suportes de transferência, na fase de ebulição, e a prótese é embalada, processada, desflasqueada e polida da forma habitual. A prótese tem agora uma retenção magnética nos dentes.

No entanto, a inserção do lado da cadeira é preferível, pois permite que a prótese assente, pode ser efectuada quando os tecidos estão num estado funcional e dá ao doente uma apreciação da retenção melhorada fornecida pelos elementos de retenção da prótese quando estes são finalmente curados na prótese. Para a técnica de inserção do lado da cadeira, o técnico cola as réplicas de pedra dos elementos de retenção da prótese aos retentores de transferência na fase de ebulição, e depois processa a prótese. Na consulta preliminar de tecidos, ou de preferência numa consulta subsequente, os elementos de retenção de réplicas de pedra são cortados da base da prótese, os buracos são alargados, preenchidos com resina de cura a frio, e a prótese é colocada, depois de colocar primeiro os elementos de retenção magnética nos suportes na boca. A prótese deve ser removida da boca quando a resina está na fase de borracha, para evitar problemas de rebaixamento. Qualquer excesso de resina deve ser aparado da base da prótese, e a resina que rodeia a face da raiz e a margem gengival também deve ser aparada para proporcionar alívio, antes de a prótese ser colocada. Isto permite um ligeiro movimento da prótese em função, reduzindo assim a tensão sobre as raízes. Os procedimentos pós-inserção e os cuidados com a prótese são convencionais.

Em comparação com outros sistemas de retenção de próteses, a retenção magnética de sobredentaduras apresenta poucos problemas clínicos. A força de retenção não se deteriora com o tempo ou com o uso, e pode até aumentar se as superfícies de contacto da prótese e do elemento de raiz se desgastarem ligeiramente para produzir um contacto mais íntimo. O desgaste do elemento de suporte não é um problema e a espessura da placa protetora é suficiente para proporcionar uma vida útil estimada em pelo menos 10 anos antes de a liga magnética subjacente ser exposta.

No entanto, os ímanes podem corroer se não estiverem completamente rodeados por resina de base de prótese e se a saliva penetrar à sua volta. Isto não é um problema com a inserção no laboratório, mas para a inserção na cadeira, a resina acrílica de polimerização a frio deve ser mais fluida do que o habitual.

Tal como acontece com todas as sobredentaduras, pode ocorrer fratura da base da prótese, a menos que o material da base seja espesso ou que seja utilizado um reforço de liga fundida. Do mesmo modo, a resina da base da prótese que investe o elemento de retenção deve ser suficientemente espessa para evitar fissuras sob forças oclusais.

O elemento de retenção da prótese tem 3 mm de altura, pelo que o espaço disponível na prótese deve ser, pelo menos, este, de modo a proporcionar um volume suficiente de resina. Uma nova forma de elemento de retenção de prótese, com 2,2 mm de altura, que está atualmente a ser testada, pode resolver este problema.

Um problema potencial é a perda do detentor. Isto raramente ocorre com um tampão radicular em liga magnetizável fundida e com um contentor de cavilha. Pode ocorrer com os contentores pré-formados, porque deixam a dentina exposta aos fluidos orais. Este facto parece plastificar a dentina, pelo que são necessários cortes inferiores para proporcionar uma retenção mecânica para os contentores cimentados e cimentados. O cimento utilizado deve ter uma boa resistência ao esmagamento, sendo recomendados os tipos de ionómero de vidro ou de resina composta.

Nos casos em que a face plana da raiz tem uma inclinação labial ou bucal, a colocação da face do dente artificial na mesma posição que a coroa do dente natural original pode permitir que o elemento de retenção da prótese subjacente seja visível. Isto pode ser evitado, até certo ponto, usando um opacificador, ou posicionando a face mais para vestibular ou labial. Uma solução melhor é preparar a face da raiz de modo a que fique perpendicular ao eixo longo da raiz.[4]

A sua popularidade está relacionada com o seu pequeno tamanho e fortes forças de atração; estes atributos permitem que sejam colocados nas próteses sem serem intrusivos na boca. Apesar das suas muitas vantagens, que incluem a facilidade de limpeza, a facilidade de colocação tanto para o dentista como para o doente, o reposicionamento automático e a retenção constante com o número de ciclos, os ímanes têm uma fraca resistência à corrosão nos fluidos orais e, por isso, requerem o encapsulamento numa liga relativamente inerte, como o aço inoxidável ou o titânio. Quando esses invólucros são rompidos, o contacto com a saliva provoca rapidamente a corrosão e a perda de magnetismo.

O principal material magnético utilizado é o neodímio ferro boro (Nd-Fe-B), que é o material magnético mais potente disponível no mercado.

O nitreto de ferro samário é um novo candidato promissor para aplicações de ímanes permanentes devido à sua elevada resistência à desmagnetização, elevada magnetização e melhor resistência do que os ímanes do tipo Nd-Fe-B à temperatura e à corrosão.

## CORROSÃO

O principal problema associado à utilização de ímanes como dispositivos de retenção é a corrosão por fluidos orais. Tanto o Sm-Co como o Nd-Fe-B são extremamente frágeis e susceptíveis à corrosão, especialmente em ambientes que contêm cloretos, como a saliva. Os produtos de corrosão dos ímanes de terras raras também demonstraram ter efeitos citotóxicos em testes in vitro. Por conseguinte, os materiais magnéticos devem ser separados de forma segura dos fluidos orais antes de serem utilizados em aplicações dentárias.

Embora alguns conjuntos magnéticos actuais sejam encapsulados em aço inoxidável ou titânio, alguns dispositivos falham após apenas cerca de 18 meses de utilização clínica devido à corrosão e à perda de retenção proporcionada pelo encaixe. A acumulação de produtos de corrosão também pode resultar na descoloração dos dentes da prótese. A corrosão dos encaixes magnéticos pode ocorrer através de 2 mecanismos diferentes: (1) quebra do material de encapsulamento e (2) difusão de humidade e iões através do vedante epóxi entre a lata e o íman.

Tanto os ímanes Nd-Fe-B como os ímanes Sm-Co$_5$ corroem rapidamente na saliva, tendo sido demonstrado que a presença de bactérias aumenta a corrosão dos ímanes Nd-Fe-B. Foram utilizados vários métodos para tentar eliminar o problema da corrosão; estes envolvem o encapsulamento ou o revestimento dos ímanes para utilização intra-oral. O titânio e o aço inoxidável são os materiais mais comuns utilizados para o encapsulamento de acessórios dentários, mas os materiais poliméricos também têm sido utilizados em aplicações protéticas e ortodônticas. No entanto, o desgaste contínuo do material de encapsulamento leva à exposição do íman, o que foi demonstrado clinicamente. O desgaste assume a forma de arranhões profundos e goivas na superfície causados por detritos de desgaste e outras partículas que ficam presas entre as duas superfícies. O desgaste excessivo do íman pode dever-se à natureza abrasiva do contentor de raiz magnético macio revestido a nitreto de titânio que é utilizado com alguns sistemas de implantes.[25]

A corrosão por pite do aço inoxidável ocorre devido ao ambiente oral corrosivo; foi observada uma corrosão semelhante em diferentes sistemas. Para ultrapassar os problemas associados à utilização de ímanes dentários, parece ser necessário utilizar diferentes materiais de encapsulamento ou revestimentos de superfície. Na indústria, têm sido utilizados outros revestimentos, como nitretos de titânio e de crómio, para evitar a corrosão. Embora o nitreto de titânio seja utilizado em algumas aplicações ortopédicas.[25]

Em 1949, *La Veen e Barberio* relataram a tolerância excecionalmente elevada dos tecidos a um novo plástico, o politetrafluoroetileno. Este material quimicamente inerte não podia ser molhado com água e não podia ser cimentado a nenhuma substância conhecida. Tão bem tolerado pelos tecidos que o nylon e o metacrilato de metilo eram comparativamente "potentes excitadores da reação dos tecidos". Este material pode ser aplicado em metais para fornecer revestimentos extremamente finos e impermeáveis.[38]

Devido à suscetibilidade dos ímanes à corrosão, foi utilizado um revestimento proplast (politetrafluoroetileno [PTFE] e grafite pirolítica). O revestimento proporcionou proteção contra a corrosão, desde que não houvesse falhas ou danos no revestimento durante a colocação cirúrgica. O Proplast já não é utilizado como material de revestimento, mas o PTFE é utilizado como aglutinante em ímanes ligados a polímeros. No entanto, estes não são adequados para utilização a longo prazo no corpo, porque a difusão da humidade através do polímero resulta numa proteção inadequada contra a corrosão do material magnético.[25]

Um problema adicional associado aos acessórios selados por materiais poliméricos é a difusão de humidade e iões, que atacam o componente magnético, através do selo. Este mecanismo aplica-se apenas aos ímanes selados por esta técnica, e o tempo até à falha depende da taxa de difusão e do comprimento do percurso do selo. Para obter um sistema altamente fiável, devem ser utilizadas outras técnicas de vedação não permeáveis, como a soldadura a laser. A soldadura a laser está atualmente a ser utilizada em alguns sistemas comerciais de campo aberto, como os sistemas Dyna (Dyna Dental Engineering, Bergen op Zoom, Países Baixos) e Steco (Steco-system-technik, GmbH & Co., Hamburgo, Alemanha) e merece uma investigação mais aprofundada. Nalguns sistemas, se ocorrer uma rutura do material de encapsulamento, os produtos de corrosão vazam para fora. À medida que o material magnético a granel se perde do interior da lata, o aço inoxidável, já sem suporte, é capaz de se deformar plasticamente para dentro. Clinicamente, isto é observado como uma ranhura no centro da face do íman.

O desenvolvimento do nitreto de samário-ferro pode oferecer uma melhor resistência à corrosão, e esta introdução na prótese dentária será vista com muito entusiasmo.[25]

Para além da liga específica para este sistema de ímanes, *a Gillings* também escolheu uma construção para a unidade de ímanes que proporciona um campo fechado de retenção magnética. Os ímanes hemicilíndricos estão alinhados um ao lado do outro, com o pólo norte de um íman ao lado do pólo sul do outro e um separador de plástico fino entre eles. A unidade magnética é completada com uma "tampa" de aço inoxidável ferromagnético e a extremidade "exposta" de cada íman é protegida com um calço de aço inoxidável separado por uma tira de plástico. A unidade magnética é atraída por um "detentor" na face da raiz, que tem a mesma forma normalizada que a "tampa", também estampada em aço inoxidável ferromagnético, ou é um suporte feito à medida, fundido a partir de uma liga de paládio, cobalto e níquel. A espessura ideal para o suporte de aço inoxidável é de 1 mm, o que resulta no desenvolvimento de uma força de atração máxima. Um detentor da liga especial é magneticamente mais fraco e deve ter 2 a 3 mm de espessura para obter a máxima atração com a unidade magnética.

A força que deve ser aplicada para separar a unidade magnética do detentor quando estão juntos é denominada carga de rutura.[14]

**EFEITOS DOS CAMPOS MAGNÉTICOS NOS TECIDOS**

A maioria dos relatórios que descrevem as utilizações dentárias dos ímanes não consideraram os possíveis efeitos dos campos magnéticos nos tecidos. Entre os que o fizeram, *Behrman* afirmou que "o magnetismo é completamente inócuo para os tecidos". Apoiou esta afirmação com estudos histológicos e alegou sucesso clínico com os 450 indivíduos nos quais implantou ímanes.

*Toto et al* concordam, afirmando que "os ímanes de liga de platina-cobalto são bem aceites pelos tecidos ósseos e fibrosos". No entanto, existe um conjunto considerável de literatura que sugere que os campos magnéticos podem exercer efeitos nos tecidos. Na maioria destes estudos, as intensidades de campo magnético utilizadas foram de 100 a 1.000 militesla, embora alguns relatórios tenham afirmado efeitos com intensidades de campo tão baixas como 8 militesla.

Com o sistema de retenção descrito, não existe um campo magnético externo. Os ímanes cilíndricos emparelhados são colocados lado a lado, com os pólos opostos adjacentes, e são fornecidos com placas de extremidade magnetizáveis, de baixa coercividade, em aço inoxidável ou "detentores". Estes protectores de aço inoxidável proporcionam um percurso de "campo fechado" para o campo magnético e quase eliminam qualquer campo externo.

O campo magnético presente no tecido vivo mais próximo, digamos a 5 mm de distância, pode ser de 7 a 20 militesla ou mais com ímanes de campo aberto. Este valor seria reduzido para cerca de 0,1 militesla (o dobro do campo magnético da Terra), se fossem utilizadas unidades de retenção magnética de campo fechado.[5]

A maioria dos doentes que necessitam de próteses encontra-se num grupo etário mais velho, no qual a utilização de pacemakers cardíacos permanentes é também mais prevalente. Os pacemakers permanentes implantados são amplamente utilizados em todo o mundo e são mais frequentemente implantados em doentes com bradiarritmias sintomáticas, particularmente quando existe a probabilidade de ataques sincopais perigosos. Todos os pacemakers modernos utilizam um modo de procura e iniciam a estimulação sempre que a frequência ventricular detectada desce abaixo de um determinado limiar. A aplicação de um íman potente sobre um pacemaker de exigência irá alterá-lo para um modo de frequência fixa, o que pode induzir fibrilhação ventricular e morte.

Com campos fechados ou com campos a mais de 1 cm de distância do pacemaker, nenhum dos ímanes teve qualquer influência na função do pacemaker. Assim, a utilização de mini-ímanes para cuidados dentários em pacientes com pacemakers implantados parece ser completamente aceitável.[15]

# CAPÍTULO 10. IMPLANTES

Os adesivos limitam a sensação de segurança do doente e podem encorajar uma atividade reclusa. Os doentes com sensibilidade cutânea alterada podem não se aperceber de uma prótese solta ou caída e outros tendem a perder a ligação adesiva em regiões onde a transpiração pode afetar a interface. Dadas estas limitações, mesmo a restauração mais estética pode ficar funcionalmente comprometida. A tecnologia de osseointegração oferece a primeira promessa real de ultrapassar estas desvantagens no doente adequado.

As conquistas da implantologia osseointegrada baseiam-se num procedimento cirúrgico atraumático, numa resposta metalúrgica específica, num período inicial de cicatrização do implante sem carga e numa técnica protética de distribuição passiva da tensão. Em conjunto, estes factores contribuem para um grau previsivelmente elevado de longevidade do implante e de utilização da prótese a longo prazo.[32]

A teoria da osteointegração, tal como proposta por Branemark, permite que, dentro de um conjunto definido de parâmetros para o tipo de material, utilização e colocação, se possa esperar uma longevidade previsível da fixação da Prótese Integrada em Tecido (TIP) com elevada probabilidade para uma vasta gama de pacientes.[41]

Uma extensão natural desta previsibilidade e força permitiu ainda a aplicação dos princípios da osseointegração ao paciente maxilofacial altamente comprometido, para o qual o tratamento convencional anterior foi muitas vezes marginalmente bem sucedido ou limitado desde o início.[41]

A reabilitação com implantes osseointegrados ofereceu a primeira promessa real de ultrapassar muitas das desvantagens associadas aos meios de retenção convencionais. Branemark e os seus colaboradores colocaram pela primeira vez dispositivos osseointegrados modificados no esqueleto craniano com o objetivo de reter aparelhos auditivos de condução óssea e próteses auriculares.[32]

Este foi talvez o avanço mais significativo no campo da restauração protética facial nos últimos 25 anos. Desde então, uma variedade de defeitos faciais foram restaurados com estes acessórios, proporcionando uma base retentiva de notável resistência e potencialmente grande longevidade.

## OSSEOINTEGRAÇÃO

A osteointegração é definida como um processo de cicatrização dependente do tempo, através do qual se obtém e mantém uma fixação rígida, clinicamente assintomática, de materiais aloplásticos no osso durante a carga funcional [48]

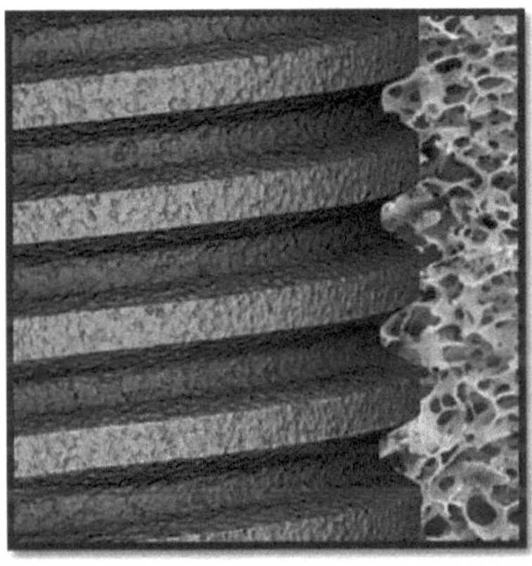

No passado, o contacto direto entre o osso e os implantes metálicos era considerado impossível de alcançar. A noção era a de que uma interface de tecido mole apresentava uma força máxima no momento da cirurgia e, depois disso, perdia gradualmente o poder de retenção. Na década de 1980, quando as técnicas de corte e trituração de espécimes de osso e implante foram desenvolvidas nos laboratórios de *Karl Donath*, na Alemanha, foi possível demonstrar claramente que o implante metálico podia ser ancorado no osso sem uma interface de separação de tecidos moles. Investigações subsequentes demonstraram ainda que a interface osso-implante não atingia a resistência máxima no momento da inserção. De facto, a resposta interfacial específica entre o osso do hospedeiro e a interface de titânio comercialmente puro desenvolveu uma fixação mais forte com o tempo devido à crescente formação óssea. Ao fim de um ano ou mais, dependendo do local de implantação, a resistência total é desenvolvida sobre a interface. Esta capacidade única do osso para se modelar de acordo com a funcionalidade imposta parece ser um procedimento dependente do tempo; o resultado final é uma interface muito forte se o implante não for sobrecarregado durante a sua organização interfacial de incorporação. Se ocorrer uma sobrecarga, o processo fica comprometido e o resultado será uma interface pouco diferenciada, com o consequente afrouxamento do implante.

Se os implantes ancorados em tecidos moles funcionam de todo, fazem-no dentro de uma gama estreita de carga. A ligação que actua sobre um implante osseointegrado é provavelmente biomecânica [48]

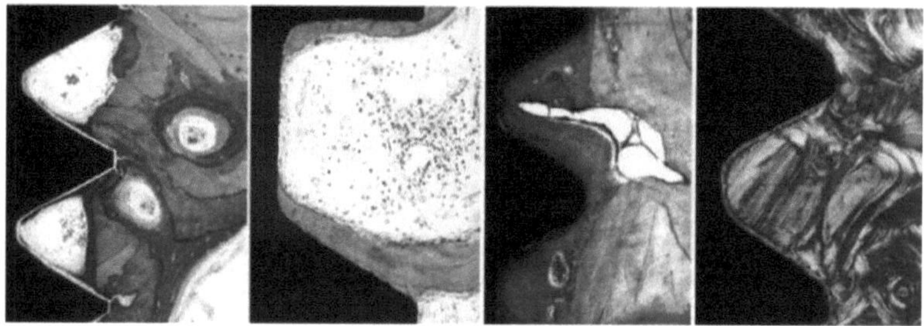

O osso crescerá nas **irregularidades** da **superfície** do implante, resultando numa estabilização tridimensional.

As caraterísticas de design, como as roscas dos implantes, representam aumentos de superfície à escala macroscópica. Pode ocorrer um crescimento ósseo completo nestes alargamentos macroscópicos da superfície.

Alguns investigadores sugeriram que se podem desenvolver fortes ligações químicas entre o osso e determinados materiais de implantes cerâmicos e sugeriram que esses implantes são "biointegrados".

Os implantes oxidados (anodizados) foram sugeridos como sendo capazes de bioatividade (ou seja, de estabelecer uma ligação química entre o material estranho e os tecidos do hospedeiro).

*Sul* (2002) demonstrou recentemente uma reação óssea muito forte a determinados implantes anodizados com iões de cálcio incorporados na superfície. Após a implantação, os catiões de cálcio deslocam-se da superfície do implante para o fluido corporal extracelular. Os catiões de cálcio estimulam receptores de superfície específicos e desencadeiam um maior recrutamento de células osteoprogenitoras e osteoblastos através de vias de sinalização de cálcio. Certos implantes anodizados apresentam uma reação óssea particularmente forte que não pode ser explicada apenas pela rugosidade da sua superfície.

## FACTORES QUE DETERMINAM O SUCESSO E O INSUCESSO DOS IMPLANTES OSSEO INTEGRADOS

As razões para o fracasso dos implantes osseointegrados são:

• A teoria da **sobrecarga** concilia a noção de uma resposta de osteointegração primária comprometida com os efeitos adversos de cargas adversas subsequentes.

• Na teoria **da infeção**, a interface osseointegrada tem a mesma vulnerabilidade temporal aos agentes patogénicos periodontais que o ligamento periodontal pode ter.

A última razão para o fracasso é uma série de **factores relacionados com o implante e a implantação** que podem causar o fracasso a longo prazo. Estes factores comprometedores podem ser a razão da reabsorção óssea progressiva que, por sua vez, torna os implantes vulneráveis à sobrecarga.

O ponto de partida para a falha pode ser a **fraca biocompatibilidade do implante** com materiais que se corroem no corpo, resultando em fugas de iões que podem perturbar secundariamente o osso circundante.

O material comummente utilizado para implantes orais é o titânio cp. Outro material utilizado para implantes orais, a **liga de titânio-6alumínio-4vanádio (Ti- 6A1-4V),** apresenta reacções in vitro e nos tecidos moles muito semelhantes às relatadas para o titânio cp. No entanto, o desenvolvimento de uma interface óssea é retardado com os implantes de Ti-6A1-4V em comparação com o titânio cp. Foi sugerido que a razão para este atraso na formação óssea em torno da liga depende da fuga de iões de alumínio que competem com o cálcio durante a fase inicial da calcificação, causando assim osteomalácia local.

**A hidroxiapatite** (HA), um tipo de material cerâmico de fosfato de cálcio, foi inicialmente experimentada como um material sólido para utilização como implante oral. No entanto, devido à natureza frágil da HA e de outras cerâmicas, como os óxidos de alumínio, as fracturas ocorrem com demasiada frequência para que estes materiais sejam adequados como dispositivos de suporte de carga na sua forma sólida. A HA resulta numa resposta óssea mais rápida do que a observada com o titânio cp. Os resultados a longo prazo com implantes revestidos com HA têm sido significativamente inferiores aos citados para os implantes de titânio cp.

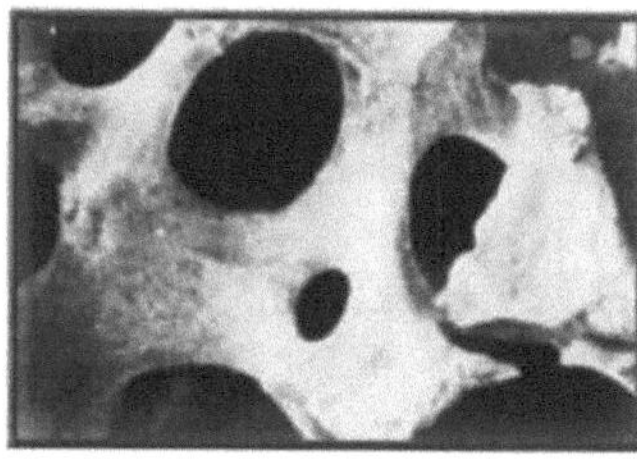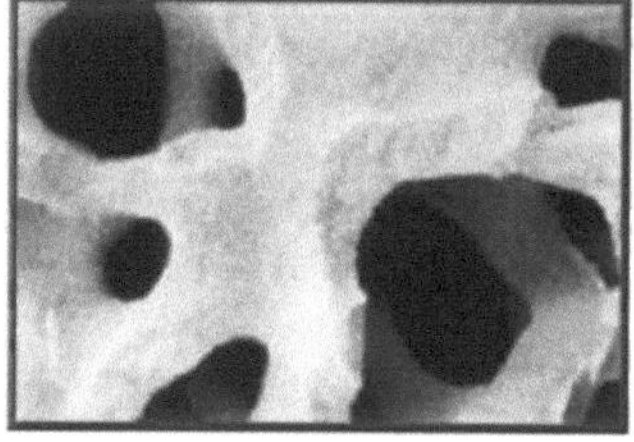

**HidroxiapatiteOsso humano**

Com outras técnicas que não a pulverização por plasma para o revestimento de metais, poderia ser possível utilizar camadas muito mais finas e, assim, presumivelmente evitar as reacções adversas observadas com os revestimentos mais espessos pulverizados por plasma.

**Os desenhos de implantes inadequados** podem levar a uma relativa falta de estabilidade do implante, resultando em micromovimentos, saucerização óssea resultante e subsequente perda do implante. A grande maioria dos implantes disponíveis no mercado que reivindicam o estatuto de osseointegração têm uma forma cilíndrica. O seu desenho pode ser roscado ou não ter aspectos de retenção/estabilização microscópicos semelhantes. Nunca foi registado nenhum desenho que mantivesse os níveis ósseos estáveis circundantes.

Alguns investigadores explicam a falta de um estado estável do osso pela sobrecarga devida aos micromovimentos dos desenhos cilíndricos, enquanto outros incriminam uma inflamação/infeção causada particularmente pelas superfícies muito rugosas típicas deste tipo de implantes. Em contraste, os implantes orais roscados demonstraram a manutenção de uma altura óssea estável clara após o primeiro ano de funcionamento.

**A topografia da superfície do implante** pode ser demasiado lisa, o que resulta em falhas primárias, ou demasiado rugosa, o que também representa um risco potencial de reacções ósseas adversas e perdas secundárias de integração. A superfície pode ser importante com base nas suas alterações quantitativas ou qualitativas. As alterações quantitativas podem ser exemplificadas por alterações topográficas da superfície. As alterações qualitativas referem-se a novas superfícies potencialmente bioactivas, melhor exemplificadas por implantes oxidados ou superfícies dopadas com substâncias potencialmente activas.

Diferentes processos de maquinação resultam em diferentes topografias de superfície, com um processo de torneamento ou fresagem, que é um método de produção que tem sido o padrão de ouro durante muitos anos.

Os implantes moderadamente rugosos desenvolveram a melhor fixação óssea, tal como descrito pelo pico de torque de remoção e pelo contacto osso-implante. As superfícies muito lisas, que na realidade só são utilizadas experimentalmente para estudos de pilar e ancoragem, serão frequentemente rodeadas por uma interface de tecido mole indicativa de falha iminente.

Um leito de implante comprometido (por exemplo, osso hospedeiro de má qualidade ou irradiado) pode demonstrar uma resposta de remodelação óssea perturbada, levando a um aumento das taxas de insucesso ao longo do tempo. A técnica cirúrgica incorrecta é, muito provavelmente, a causa das falhas primárias, enquanto que as condições de carga perturbadas podem também resultar em falhas secundárias. [48]

**A idade avançada**, por si só, não causa piores resultados com os implantes. No entanto, uma idade extremamente jovem constitui uma contraindicação relativa para a colocação de implantes. No caso de deformidades faciais, a colocação de implantes com penetração cutânea e ancoragem óssea é adiada até a criança atingir a puberdade.

Foi relatado que **o tabagismo** produz taxas de sucesso significativamente mais baixas com implantes orais. A vasoconstrição pode desempenhar um papel importante. O abuso contínuo de substâncias também pode ser uma contraindicação para o tratamento com implantes.

As taxas de sucesso esperadas são cerca de 10% inferiores às dos doentes não irradiados. Se os doentes já tiverem implantes in situ e osseointegrados quando surgir a necessidade de irradiação terapêutica, não se recomenda a remoção dos implantes antes da irradiação. Os implantes manter-se-ão estáveis no osso apesar da irradiação, ao passo que os implantes que são colocados imediatamente antes da irradiação apresentam uma elevada taxa de insucesso.

### Técnica cirúrgica

A violência mínima dos tecidos aquando da cirurgia é essencial para uma osseointegração adequada. Depende de um arrefecimento contínuo e cuidadoso enquanto a perfuração cirúrgica é efectuada a baixas velocidades de rotação, com instrumentos afiados e a utilização de uma série graduada de brocas. A geometria correta da broca é importante, tal como a perfuração intermitente, se o osso tiver uma estrutura muito densa. O binário de inserção deve ser moderado, uma vez que binários de inserção fortes podem resultar em concentrações de tensão à volta das roscas de um implante tipo parafuso, com subsequente reabsorção óssea.

**Condições de carregamento**

O implante é inicialmente inserido no osso e, em seguida, os tecidos moles são suturados de modo a que o implante seja incorporado no osso em condições de proteção. Numa segunda intervenção cirúrgica (no mínimo 3 a 6 meses depois), o implante enterrado é exposto e ligado à cavidade oral através de um pilar transepitelial. Este procedimento garante que o implante está bem protegido durante a sua incorporação no osso quando a interface óssea não foi estabelecida corretamente.

## REQUISITOS

Os requisitos básicos são: os componentes de retenção devem encaixar simultaneamente em todos os pilares, obtém-se uma retenção adequada para a prótese, mantém-se uma folga adequada dos tecidos para os procedimentos de higiene, o sistema pode ser limpo pelo paciente e a estética não é afetada negativamente.

## RETENÇÃO

A retenção da prótese é normalmente fornecida por clips, ímanes, ou ambos, que correspondem a estruturas associadas numa subestrutura pré-formada ou fundida ligada aos pilares. A decisão quanto ao tipo de retenção utilizado - clips, ímanes ou uma combinação - é normalmente uma escolha do operador. No entanto, a proximidade do mecanismo de retenção ao tecido móvel, a atividade desse tecido, a rigidez da prótese e a destreza do paciente devem ser consideradas antes de se tomar uma decisão final. As indicações para escolher ímanes em vez de clips são a elevada atividade muscular adjacente à prótese, a atividade muscular moderada combinada com uma prótese rígida ou um doente com pouca destreza digital.

## HIGIENE

Nos defeitos médio-faciais e oculofaciais, o fabrico do componente de retenção é muitas vezes complicado devido à orientação dos pilares, à distância entre pilares e às restantes estruturas anatómicas.

Os problemas de higiene encontrados centram-se em torno dos pilares e das subestruturas. O acesso, a visualização e a motivação do paciente são os factores chave para manter níveis de higiene adequados. O acesso do doente à região à volta dos pilares e da subestrutura é melhorado se a subestrutura for mantida pelo menos 1,5 mm acima do tecido. O doente pode utilizar uma variedade de dispositivos para ajudar nos procedimentos de limpeza diários; especialmente benéficos são os espelhos e os cotonetes. As crostas de secreções sebáceas que se acumulam à volta dos pilares podem ser removidas com um cotonete saturado com peróxido de hidrogénio diluído a 50%.

Os defeitos auriculares e médio-faciais, quando nenhum dos olhos foi removido, proporcionam uma boa visualização e acesso. O acesso pode ser difícil em defeitos oculofaciais devido à profundidade do defeito, à presença de cortes inferiores e à visualização. Relativamente à motivação do doente para a higiene em torno dos sistemas de retenção, registaram-se poucos problemas, porque os requisitos de higiene com o implante são mais simples do que com os adesivos convencionais.[28]

A saúde óptima dos tecidos pode ser obtida através da modificação cirúrgica dos tecidos à volta dos pilares, da distância adequada entre os implantes, de uma boa higiene e de contornos higiénicos da barra de retenção.

O movimento mínimo dos tecidos à volta dos pilares é conseguido através da remoção do tecido subcutâneo de aproximadamente 10 mm à volta dos implantes durante a segunda fase cirúrgica.

Poderá ser necessário um enxerto de pele para estabelecer uma zona livre de pêlos de, pelo menos, 7 mm à volta dos pilares. Os implantes devem ser colocados a uma distância suficiente uns dos outros para permitir a higiene da pele à volta dos pilares. Uma vez que a resposta dos tecidos é crítica à volta dos pilares, os procedimentos de higiene devem ser facilitados através da conceção da barra de retenção com uma cobertura mínima de tecido.

O elemento retentivo para uma prótese facial implanto-retida é concebido de forma a que a barra retentiva seja confortável, convenientemente higiénica e concebida sem comprometer os contornos corretos da parte anatómica que está a ser substituída.[17]

## - COMPLICAÇÕES

### > Perda da função de ancoragem

A ancoragem do fixador perde-se basicamente devido a 3 tipos diferentes de reacções dos tecidos.

- **A osteointegração pode não ter sido alcançada** devido ao trauma cirúrgico ou devido à perfuração do mucoperiósteo de cobertura durante a cicatrização.

- **A osteointegração pode também perder-se** numa fase precoce em resultado de sobrecargas repetidas com microfracturas do osso perifixtural.

- Por fim, as fixações podem ser perdidas devido à **perda óssea marginal progressiva** subsequente à gengivite persistente, privando sucessivamente a fixação do seu suporte ósseo.

### > Complicações gengivais

Ocorreram três tipos de complicações gengivais, nomeadamente perfuração precoce, gengivite proliferativa e fístulas.

**A perfuração precoce** do mucoperiósteo de cobertura durante a cicatrização foi frequentemente causada por úlceras decubitais por baixo da prótese.

Quando a gengiva marginal cobria ou se aproximava da junção entre o pilar e a ponte, criavam-se condições desfavoráveis para a higiene dos tecidos locais. Como resultado, ocorreu **uma gengivite proliferativa**.

As fístulas ocorreram especialmente onde a gengiva cobria a junção entre o pilar e a ponte.

> **Complicações mecânicas**

As fracturas de fixações foram frequentemente associadas a uma perda óssea marginal acelerada. As complicações mecânicas, como as fracturas de parafusos, fixações e pontes, resultam em concentrações de tensão inadvertidas.

São obtidos melhores resultados nos maxilares inferiores. Os maxilares superiores apresentavam geralmente um menor volume total de osso disponível para ancoragem devido à reabsorção vertical. A quantidade insuficiente de osso também pode estar relacionada com seios maxilares expandidos anteriormente, com cavidades nasais largas ou com as pequenas dimensões buco-palatinas do processo alveolar residual, que muitas vezes parecia ser tão fino como um cartão, embora a altura do osso residual pudesse ser considerável.

> **Altura marginal do osso**

O osso marginal foi perdido tanto durante o período de cicatrização, quando as estruturas estavam cobertas por mucoperiósteo, como mais tarde, após a conexão do pilar. Durante o período de cicatrização, perdeu-se mais osso nos maxilares superiores do que nos inferiores, enquanto que o inverso se verificou no período de remodelação, ou seja, no primeiro ano após a ligação do pilar. Este facto pode estar relacionado com diferenças na capacidade e taxas de remodelação entre os ossos maxilar e mandibular. Devido ao rico suprimento vascular e ao carácter esponjoso do osso maxilar, grande parte da remodelação necessária após a instalação do acessório poderia ocorrer durante o período de cicatrização, enquanto o osso mandibular compacto de reação mais lenta exigia um período de tempo mais longo para o mesmo fim.

A perda óssea marginal pode ser atribuída a vários factores:

1. Efeitos de traumas cirúrgicos, tais como descolamento do periósteo marginal, remoção do osso marginal e danos ósseos na perfuração.

2. Distribuição inadvertida de tensão no osso marginal por aperto forçado das fixações aquando da instalação ou por carga inadequada posterior. Isto pode estar relacionado com uma série de factores.

a. Traumatismos de oclusão e/ou de relações desfavoráveis entre os maxilares, mesmo com uma ponte corretamente concebida.

b. Conceção defeituosa da ponte no que respeita à adaptação aos pilares, ajustamento oclusal, extensão, etc,

3. Reabsorção fisiológica da mandíbula desdentada.

4. Gengivite que, se não for tratada e se progredir até ao periósteo, pode, a longo prazo, causar reabsorção óssea.[31]

## - FASE CIRÚRGICA

Embora os implantes desenvolvidos para aplicação craniana sejam ligeiramente alterados na sua configuração, a técnica cirúrgica baseia-se na mesma abordagem que provou ser bem sucedida na cavidade oral. **A adesão a procedimentos cirúrgicos estéreis rigorosos, o respeito pela integridade da superfície do implante e a colocação atraumática contribuem para o sucesso final do complexo de fixação-restauração.** Nem todos os pacientes com defeitos faciais serão candidatos a estes procedimentos, particularmente os pacientes com tecido periférico cartilaginoso ou camadas espessas de pele que não podem ser reduzidas sem causar uma desfiguração estética adicional. O osso na região pós-auriculotemporal, rebordo orbital lateral superior, processo malar ou maxilar superior são locais excelentes para a colocação de acessórios com acesso adequado.

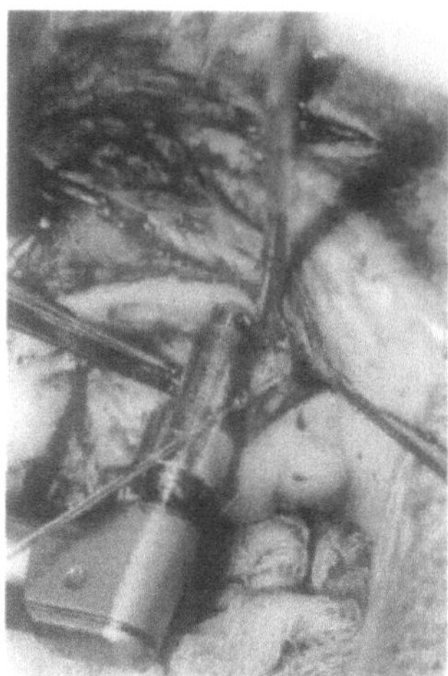

Fig. 3. Tapping done with titanium instruments at exceptionally low revolution and copious irrigation.

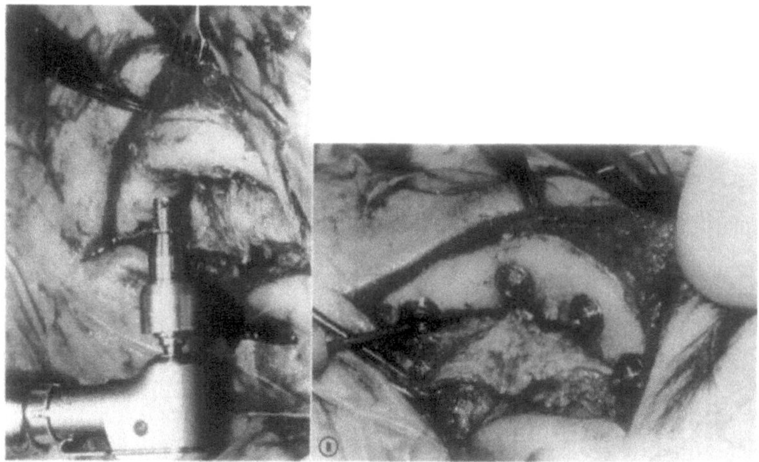

Fig. 4. A, A 4 mm implant attached to rotary driving instrument. Implants are also placed atraumatically at exceedingly low speed with irrigation. B, Four flange type depth-limited osseointegrated implants placed in a superior orbital rim prior to final closure and healing.

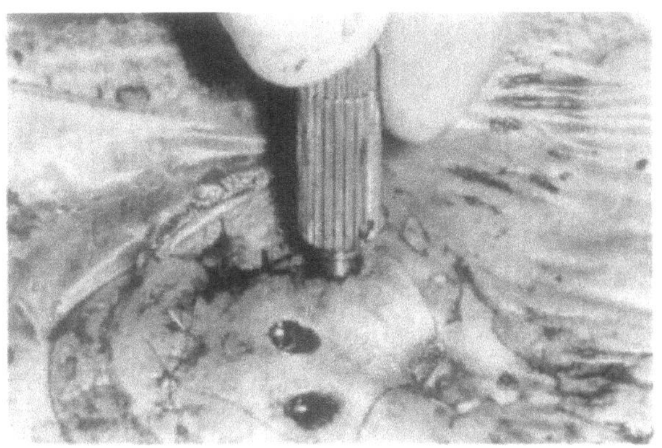

**Fig. 5.** Implants exposed through puncture incisions after 5 1/2 months.

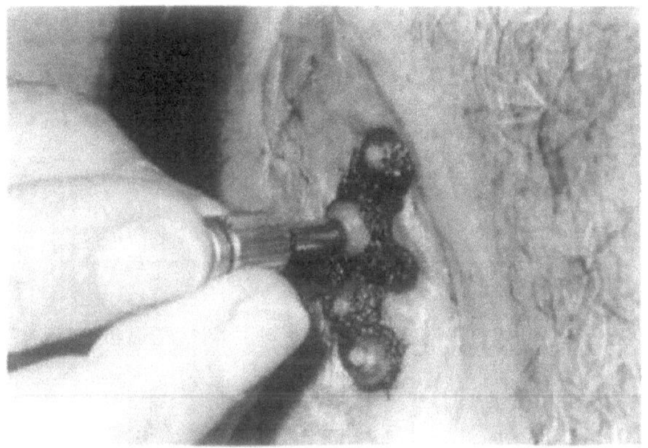

**Fig. 6.** Healing caps are unscrewed to allow removal of pressure dressing that has compacted epithelial cuff for approximately 2 weeks.

Os orifícios piloto são perfurados com brocas de profundidade limitada para determinar a espessura adequada do local do recetor e o espaçamento de fixação. O dimensionamento é completado com instrumentos de corte lateral rotativos em aço e é preparado um escareador plano com uma broca de corte final. As preparações finais do local são efectuadas com um macho de titânio e arrefecimento abundante a baixas rotações de 10 a 15 RPM. O dispositivo de fixação é assente a velocidades semelhantes até aparecerem aparas de osso através das perfurações da flange. Os acessórios são cobertos com um

139

fecho de pele estanque e deixados a integrar durante 5 a 6 meses.

A colocação do pilar requer a localização dos acessórios através de uma reflexão do retalho e do local de punção. É fundamental, nesta fase, afinar significativamente o retalho cutâneo para que o manguito epitelial adira firmemente ao periósteo adjacente ao pilar. É então aplicado um penso de pressão e reaplicado durante um período de cicatrização de 2 semanas.

## - PROCEDIMENTOS PROTÉTICOS

A utilização de unidades de ancoragem tem sido efectuada de duas formas básicas. O método sueco utilizou inicialmente um conjunto barra-plinta com grampos de ouro. Estes proporcionam uma excelente retenção na região da barra, mas podem limitar a força de descida da margem periférica numa restauração de grandes dimensões. Os conjuntos barra-clipe têm de ser retidos numa base de resina acrílica que, por sua vez, é incorporada na prótese, complicando ainda mais o processo de construção. No entanto, a longevidade da utilização da prótese é excelente com esta técnica, e a satisfação do paciente é elevada.

Foram propostas modificações das unidades de ancoragem que permitem flexibilidade na localização dos retentores e potencialmente maior adaptação circunferencial da prótese. Os ímanes de samário-cobalto (Jobmaster Corp., Randalstown, Md.) são encapsulados em resina acrílica e são ligados a extensões da tala de barra. Os ímanes emparelhados são também encapsulados em resina com rosetas de arame fixadas à superfície de não encaixe. São transferidos para a impressão principal e subsequentemente capturados na superfície da pele da prótese. Esta disposição permite a colocação de unidades de retenção de perfil relativamente baixo em regiões da prótese com profundidade suficiente para evitar o comprometimento da superfície estética. Também permite que a retenção seja colocada à distância da base de fixação para uma maior fixação da margem periférica.

## MÉTODO PRESENTE

Os defeitos faciais da orelha, do nariz, da órbita e do complexo frontofacial foram restaurados utilizando o conceito de barra de magneto. O resultado foi uma prótese com excelentes qualidades de retenção. Apresentou uma longevidade alargada sem a necessidade de refazer ou reparar constantemente. A retenção previsível e consistente aumentou a segurança do paciente ao ponto de os padrões de interação social terem sido melhorados. A integridade da margem é mantida, permitindo o fabrico de bordos finos semitranslúcidos que podem ser facilmente mantidos apenas com uma interface de vaselina necessária para a adaptação da pele.

## - CRITÉRIOS DE SUCESSO

Qualquer corpo estranho considerado para implantação na cavidade oral ou no esqueleto craniano deve satisfazer ou exceder vários critérios de sucesso.

### - Longevidade

Embora as diretrizes publicadas nas actas da Conferência de Harvard dos Institutos Nacionais de Saúde de 1978 sejam frequentemente utilizadas como base de referência a este respeito. O consenso da conferência foi que um implante (sistema) poderia ser considerado bem sucedido se o resultado funcionasse satisfatoriamente após 5 anos em 75% dos pacientes tratados. As recomendações de Harvard dos NIH também incluem critérios subjectivos de sucesso: função adequada, ausência de desconforto e convicção do doente de que a estética e as atitudes emocionais e psicológicas melhoraram. A experiência inicial sueca excede esta expetativa de longevidade com resultados compilados a partir de 1977. Tudo indica que a esperança de vida destes aparelhos excede os critérios de Harvard o suficiente para sugerir que uma reafirmação da longevidade adequada poderá estar em ordem. Embora mais recente, a experiência extra-oral de San Antonio parece ser paralela à dos europeus.

Os critérios recomendados por *Albrektsson et al.* incluem mobilidade, alterações radiográficas, perda óssea vertical, sinais e sintomas de doença e uma taxa de sucesso de 85% aos 5 anos e 80% aos 10 anos.

- **Morbidade**

Em caso de fracasso, o paciente não deve sofrer uma depleção grave dos tecidos duros ou moles. Após a remoção do implante, tal como acontece com o sistema Branemark, não deve haver qualquer alteração significativa em relação ao estado pré-operatório. O preenchimento ósseo no local recetor vazio é quase total e os tecidos duros e moles adjacentes não são afectados negativamente pela falha.

- **Recuperabilidade**

O resultado protético completo não deve ser comprometido pela falha de um único componente. Esta é uma qualidade inerente ao sistema Branemark; os acessórios remanescentes podem ser modificados para continuar no serviço originalmente previsto.

## - FUNÇÃO

O resultado protético final deve proporcionar um nível de função compatível com as despesas e os esforços efectuados para receber o sistema de implantes.

OS CRITÉRIOS DE SUCESSO INCLUEM OS SEGUINTES FACTORES DETERMINANTES

O suporte do implante resultante não impede a colocação de uma prótese funcional e estética planeada que seja satisfatória para o doente e para o dentista. Não existe dor, desconforto, alteração da sensibilidade ou infeção atribuível aos implantes.

Os implantes individuais não fixados são imóveis quando testados clinicamente.

A perda óssea vertical média é inferior a 0,2 milímetros por ano após o primeiro ano de funcionamento.[48]

A aplicação de implantes endósseos para utilização intra-oral desenvolveu-se de acordo com muitos dos critérios estabelecidos para as restaurações de coroas dentárias e próteses parciais fixas. À medida que a área da superfície radicular dos dentes a substituir por uma prótese parcial fixa aumenta, também aumenta a área da superfície radicular dos pilares utilizados para suportar a restauração. A razão principal para este facto centra-se no conceito de que quanto maior for a área de superfície combinada das estruturas de suporte, menos cada estrutura de suporte individual é sujeita a uma força aplicada. De forma semelhante, pode assumir-se que, para uma força aplicada, à medida que o número de implantes que suportam uma restauração aumenta, a tensão aplicada a cada implante individual diminui. Estes conceitos de área de superfície, força e distribuição de tensão são de grande importância para as próteses faciais implanto-suportadas.

Os defeitos adquiridos do terço médio da face podem produzir deficiências funcionais e psicológicas que afectam negativamente a qualidade de vida do doente.

A reconstrução cirúrgica do terço médio da face pode envolver numerosos procedimentos que se prolongam por vários anos. Quando as reconstruções cirúrgicas não são viáveis ou desejáveis, a substituição das estruturas em falta pode ser efectuada através de próteses. Frequentemente, é utilizada a combinação de técnicas de retenção adesivas, anatómicas e mecânicas para reter e estabilizar as próteses do terço médio da face. Infelizmente, a complexidade do sistema de retenção pode ser maior do que o paciente é capaz ou está disposto a suportar, independentemente do resultado funcional e estético.

A utilização de implantes endósseos de titânio melhorou a restauração funcional e estética das estruturas intra-orais. Se os implantes endósseos pudessem ser utilizados para ancorar as próteses do terço médio da face, com previsibilidade e sucesso comparáveis, poderia resultar numa melhoria da qualidade de vida do paciente do terço médio da face.

A maioria dos pacientes que obtêm próteses implanto-suportadas no terço médio da face fazem-no em resultado de procedimentos ablativos utilizados no tratamento de carcinomas orofaciais. As estatísticas de sobrevivência indicam que mais de metade dos doentes diagnosticados com cancro oral morrerão no prazo de 5 anos. A aplicação dos critérios subjectivos do NIH-Harvard para o sucesso do implante pode ser mais adequada quando se trata de pacientes cuja esperança de vida pode ser inferior a 5 anos e cujo tratamento protético pode não ser considerado convencional. A principal função da terapia com implantes deve ser a melhoria da qualidade de vida destes doentes, sendo os critérios objectivos secundários a este objetivo principal.

A reabilitação protética de defeitos de maxilectomia é eficaz, e a reconstrução cirúrgica não é normalmente indicada. O planeamento pré-cirúrgico pelo prostodontista e pelo cirurgião é essencial. Um defeito favorável deve ser desenhado no momento da remoção do tumor para fornecer suporte adequado e retenção e estabilidade suficientes do obturador para que a prótese funcione adequadamente. Em pacientes dentados, estes requisitos são facilmente satisfeitos com base na dentição remanescente, nos cortes inferiores de tecido retentivo e nas áreas de apoio dentro do defeito. No entanto, o fabrico de um obturador maxilar para um doente edêntulo pode ser um desafio. O obturador apresenta vários graus de movimento, dependendo da quantidade e do contorno da prateleira palatina remanescente, da altura do rebordo alveolar residual, do tamanho do defeito e da disponibilidade de rebaixos. A colocação de implantes pode ter um efeito dramático na estabilidade e retenção da prótese no paciente maxillectomizado edêntulo.[10]

O segmento pré-maxilar é um local chave para a colocação de implantes devido à quantidade de osso. Os implantes na maxila anterior, no entanto, demonstraram uma taxa acelerada de perda óssea. Os critérios de sucesso, propostos por *Albrektsson et al,* estipulam que a perda óssea vertical seja <0,2 mm por ano após o primeiro ano de serviço do implante.

O padrão diferencial de perda óssea entre os implantes anteriores e posteriores pode estar relacionado com a carga. Na maioria dos casos, foi preferida a união dos implantes com uma barra rígida ajustada com precisão, com elementos de retenção ligados à barra. Estes elementos de retenção devem direcionar as forças oclusais ao longo do eixo dos implantes. Os desenhos das barras de tecido que foram utilizados nestes doentes podem não se adaptar aos múltiplos eixos de rotação que se desenvolvem a partir da manipulação do bolo e de outros movimentos funcionais. O resultado pode ser o fornecimento de cargas não axiais aos implantes. Estas cargas são provavelmente ampliadas pelos braços de alavanca bastante longos presentes como consequência da ressecção maxilar e podem causar uma resposta de remodelação reabsortiva do osso à volta do colo do implante. Os implantes devem ser utilizados apenas para retenção. Recomenda-se uma adaptação estreita e a extensão máxima do obturador dentro do defeito para melhorar a estabilidade e o suporte da prótese. Esta abordagem pode minimizar a quantidade de forças laterais que são exercidas sobre os implantes.

Os implantes no alvéolo posterior demonstraram padrões mais favoráveis de perda óssea; no entanto, a colocação de implantes nestes locais é frequentemente limitada pela pneumatização do seio e pela reabsorção excessiva do rebordo alveolar. Pode ser efectuado um procedimento de elevação do seio maxilar e enxerto e os implantes podem ser colocados imediatamente ou mais tarde.

Os enxertos ósseos livres dependem da vasculatura dos tecidos circundantes, que pode ser severamente diminuída pela radiação; assim, podem ser considerados locais de implante alternativos. Locais secundários, incluindo o zigoma, as placas pterigóides e horizontalmente entre as corticais do palato duro anterior. A colocação imediata de implantes aquando da ressecção cirúrgica não é geralmente recomendada, uma vez que pode não ser rentável. Além disso, um grande número de pacientes submetidos a maxilectomia receberá radioterapia pós-operatória. A baixa taxa de sobrevivência dos implantes em doentes submetidos a radioterapia é expetável, uma vez que se sabe que os efeitos da radiação no osso comprometem a capacidade de cicatrização e alteram a remodelação óssea.

A colocação de implantes na ressecção cirúrgica não é aconselhada devido às elevadas taxas de recorrência e mortalidade nesta população de doentes. Os implantes colocados no interior do defeito cirúrgico têm uma baixa probabilidade de sobrevivência e são difíceis de restaurar e manter.[10]

Num defeito maxilar grande, um desenho oclusal adequado e o estabelecimento de uma dimensão vertical de oclusão correta são importantes para uma aparência facial aceitável e para a satisfação do paciente. O conforto e a função totais do paciente dependem, no entanto, da retenção e da estabilidade da prótese.[30]

Os doentes com perda extensa de tecido e osso oferecem frequentemente a única localização possível para a colocação de implantes no osso supraorbital. Não proporcionará retenção nos bordos inferiores da prótese, onde o movimento máximo dos tecidos moles está normalmente presente devido à sua proximidade com a boca. Este compromisso de retenção tem de ser ultrapassado para proporcionar uma prótese estável e retentiva. Por conseguinte, para criar uma retenção adicional, as extensões em cantilever da barra de imobilização têm sido bem sucedidas e bem documentadas. Um fator importante para a incorporação do cantilever é a escolha da retenção, nomeadamente clipe ou íman, a utilizar na extensão do cantilever, o que resulta numa menor tensão exercida sobre o cantilever durante o posicionamento e a remoção da prótese.

Inevitavelmente, a utilização de uma placa de barra em cantilever alargada com ímanes exercerá uma tensão desfavorável sobre o implante, embora a tensão possa ser mínima.

O stock ósseo nas regiões temporal, orbital e média da face raramente é adequado para a colocação de implantes concebidos para utilização intra-oral. O fator limitante predominante é a diminuição da espessura óssea. Para compensar este facto, os implantes extra-orais são curtos, com 3-5 mm de comprimento e possuem um rebordo periférico. Este rebordo aumenta a área da superfície do implante em contacto com o osso. As perfurações no rebordo acrescentam uma área de superfície adicional e proporcionam uma estabilização mecânica.[27]

Os procedimentos cirúrgicos para a colocação de implantes extra-orais e respectivos pilares são semelhantes aos dos implantes intra-orais. No entanto, são empregues dois procedimentos adicionais.

- A primeira ocorre durante a colocação do implante, quando o osso à volta do orifício roscado do implante é rebaixado para acomodar a flange periférica.

- A segunda ocorre durante a colocação do pilar, quando os tecidos subcutâneos circundantes são reduzidos em espessura, numa tentativa de limitar a mobilidade da pele à volta do implante. Se a pele à volta do implante tiver pêlos, pode ser excisada e substituída por um enxerto de pele de espessura parcial. A ausência de folículos pilosos à volta do implante aumenta a capacidade do doente para manter o implante limpo.

A restauração do implante pode começar após a cicatrização adequada dos tecidos peri-implantares. A camuflagem bem sucedida das margens protéticas depende muito da junção entre as margens e os tecidos moles. Por este motivo, deve ser atribuído um período de tempo suficiente para a cicatrização antes dos procedimentos protéticos. Não é invulgar um período de cicatrização de 6-8 semanas. O início dos procedimentos protéticos prematuramente resulta frequentemente numa prótese de adaptação inicialmente aceitável; contudo, após uma cicatrização prolongada, pode ocorrer alguma contração dos tecidos moles, resultando no desenvolvimento de um espaço entre a pele e a prótese.[27]

## <u>PRÓTESE NASAL</u>

Para um defeito nasal, a superfície anterior do maxilar, imediatamente inferior à cavidade nasal, oferece uma espessura suficiente de osso e uma posição óptima para implantes de 4 mm. Nesta área, são possíveis implantes mais longos, de 6 mm ou mais.

A prótese é concluída antes da colocação dos implantes, de modo a que a posição dos pilares e dos elementos de retenção não comprometa os contornos da prótese.

É necessário um enxerto de pele de espessura parcial nos lados do defeito para proporcionar uma base firme e não móvel para a prótese nasal. Este procedimento reduzirá a mobilidade do leito de tecido sob a prótese e minimizará o stress sobre os implantes.

A cartilagem septal deve ser cirurgicamente reduzida anteriormente. Este procedimento irá proporcionar espaço para que a prótese encaixe nas paredes laterais do defeito e aumentar a estabilidade da prótese.

É necessário um mínimo de dois implantes, posicionados em cada eminência nasal lateral arredondada. Como os implantes não estão distribuídos uniformemente e estão localizados numa parte do defeito, os pilares são ligados por uma barra. A barra pode ser prolongada superiormente 10 a 15 mm a partir dos pilares para uma melhor distribuição da retenção da prótese. Uma secção de resina acrílica é construída com a prótese para alojar os elementos de retenção.

Podem ser utilizados clipes de retenção ou ímanes.[17]

## **DEFEITOS AURICULARES**

A substituição de uma orelha externa ausente tem sido realizada ou tentada protética e cirurgicamente por uma série de técnicas. A substituição protética pode produzir uma prótese anatomicamente correta e esteticamente agradável, mas muitas vezes difícil de posicionar corretamente e de manter no lugar com êxito.

A reconstrução cirúrgica do ouvido externo requer frequentemente numerosas intervenções cirúrgicas que se prolongam por vários anos. A estrutura resultante pode não se assemelhar muito à orelha contralateral ou estar posicionada de forma a proporcionar equilíbrio facial.

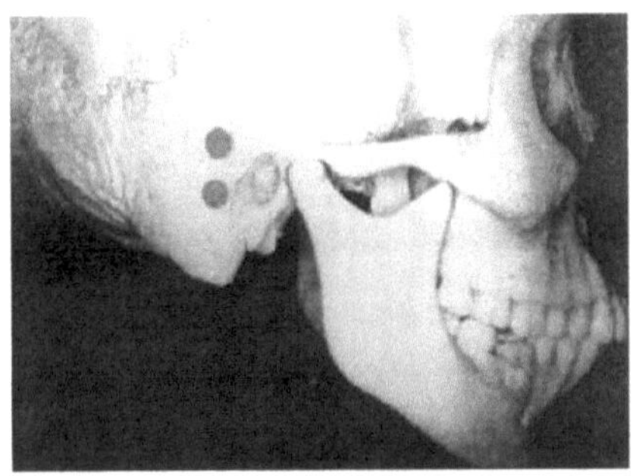

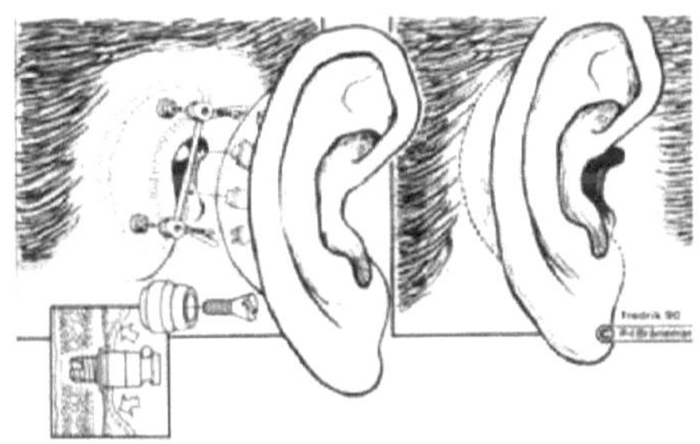

A utilização de implantes transcutâneos na região temporal para próteses auriculares tem se mostrado uma opção eficaz de reconstrução. Esta técnica proporciona um mecanismo através do qual a replicação artística de estruturas anatómicas pode ser combinada com um sistema de retenção que reduz o trauma nos tecidos adjacentes e na prótese, promovendo a confiança do paciente na retenção da prótese. O posicionamento dos implantes no osso temporal é fundamental para o resultado estético global de uma prótese auricular. O osso temporal tem espessura suficiente para aceitar um implante de 3 ou 4 mm. Os pilares devem sair da pele por baixo da concha da prótese prevista para que os contornos da orelha protética não sejam comprometidos. São necessários, no mínimo, dois implantes, posicionados a cerca de 18 mm do centro do meato auditivo externo e a 15 mm um do outro. Os pilares são unidos por uma barra construída em forma de C para melhorar a estabilidade e a retenção da prótese. A barra pode ser prolongada 10 a 15 mm para além dos pilares para uma melhor distribuição da estabilidade e da retenção.[17]

Idealmente, a colocação dos implantes deve envolver a utilização de um guia cirúrgico. É criado um wax-up de diagnóstico da prótese proposta, reproduzindo as caraterísticas anatómicas do ouvido contralateral e posicionado de forma a proporcionar simetria facial. Utilizando a orelha de cera, pode ser fabricada uma guia cirúrgica com resina acrílica ou acetato de vinilo. Quando posicionada no doente, a guia deve indicar os locais mais óptimos para a colocação do implante. Estas localizações estão normalmente associadas à anti-hélice do ouvido externo. Nesta área, os implantes expostos e o sistema de retenção têm a melhor oportunidade de ficarem ocultos.

Dois sistemas de retenção, utilizados separadamente ou combinados, são normalmente empregues com próteses auriculares implanto-suportadas. Um sistema envolve a utilização de uma barra de liga de ouro, com aproximadamente 2 mm de diâmetro, que é soldada aos cilindros de ouro e fixada aos pilares. Os clips de retenção são incorporados na prótese para fixação à barra. A utilização de um sistema de barra e clipe pode proporcionar uma excelente retenção para a prótese; no entanto, pode limitar o acesso para a realização de procedimentos de higiene, exigir a extensão da base da prótese para cobrir a barra e ser difícil de utilizar por pacientes com pouca destreza.

A segunda técnica de retenção utiliza ímanes. Tal como acontece com os clipes, podem ser fabricadas barras de liga de ouro para reter os ímanes, que são ligados aos pilares.

Os ímanes utilizados nestes sistemas têm geralmente 6 mm de diâmetro e 2 mm de espessura. A estrutura da barra tem de ser concebida para conter alojamentos para segurar os ímanes, que são selados no lugar com resina acrílica. Os ímanes correspondentes são colocados dentro da prótese de silicone. A utilização de um sistema de barra-ímã aumenta as dimensões gerais da estrutura de retenção, aumentando os problemas de higiene e estética. Também pode ser utilizado um sistema de retenção de barra que utiliza uma combinação de clips e ímanes; no entanto, persistem os problemas anteriormente discutidos relacionados com o tamanho da barra resultante.

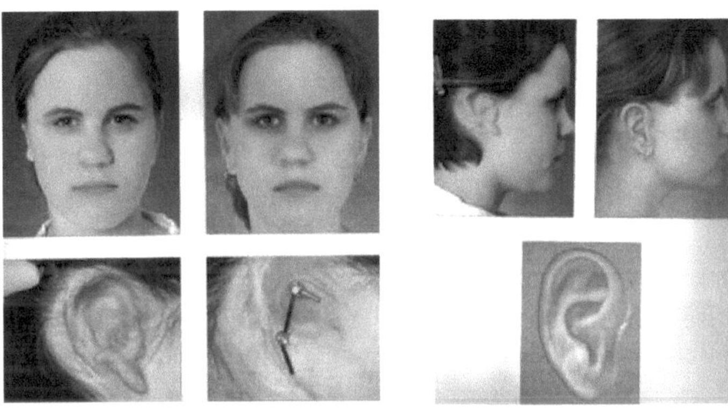

Uma técnica alternativa permite a utilização de retenção magnética sem utilizar uma estrutura de barra. Esta técnica utiliza um detentor magnético que se liga diretamente ao pilar, eliminando assim a necessidade de uma barra de retenção. As vantagens desta técnica são um melhor acesso à volta dos pilares para limpeza e uma ocultação mais fácil do sistema de retenção dentro dos contornos normais da prótese.

As primeiras aplicações de implantes para próteses auriculares podem ter utilizado até quatro implantes por prótese. A falta de conhecimentos sobre a capacidade de sobrevivência dos implantes mais curtos e a quantidade de tensão aplicada podem ter contribuído para a colocação de um número excessivo de implantes. Atualmente, dois implantes são considerados adequados para a retenção de uma prótese auricular e para o suporte de óculos [27]

## DEFEITOS ORBITAIS

Os problemas associados aos adesivos na região temporal são mais prevalentes na órbita. As caraterísticas do canal cego de um defeito orbital, combinadas com a selagem da margem com adesivos, aumentam o aprisionamento de humidade atrás da prótese. A acumulação crónica de humidade na pele é caracterizada por uma inflamação acentuada, que afecta a saúde dos tecidos moles. Esta inflamação pode causar desconforto e afetar negativamente a adaptação e a qualidade estética da prótese.

O tratamento para esta condição envolve a melhoria do arejamento dos tecidos, exigindo uma remoção mais frequente da prótese. A colocação e remoção repetida da prótese quando se utilizam adesivos pode resultar em traumatismo dos tecidos moles. Como resultado, os doentes são frequentemente obrigados a limitar a utilização da sua prótese, o que pode limitar as suas actividades diárias em ambientes públicos.

A aplicação de implantes em defeitos orbitais tem tido resultados favoráveis. A sua utilização para reter as próteses orbitárias reduz a necessidade de adesivos e permite uma fácil aplicação e remoção da prótese. Assim, o paciente pode retirar a prótese quando não necessita de a utilizar, sem receio de não a poder reposicionar rapidamente e sem esforço. Esta facilidade de remoção favorece o arejamento orbital e a saúde dos tecidos.

Para um defeito orbital, os rebordos orbitais superior, lateral e inferior são locais possíveis para implantes de 3 ou 4 mm. Idealmente, são necessários três ou quatro implantes.

Os eixos longos dos implantes devem ser direcionados para o centro da órbita. Se alguns implantes forem direcionados posteriormente para a fossa craniana, enquanto outros implantes são direcionados anteriormente, o caminho de inserção pode não acomodar uma barra de retenção de uma só peça.

Uma prótese encerada pré-cirúrgica ajudará no posicionamento ideal dos implantes, de modo a não interferir com a porção ocular da prótese. Normalmente, a posição anterior da prótese ocular é de 5 a 8 mm posterior ao rebordo supraorbital, 0 a 2 mm posterior ao rebordo infra-orbital e 8 a 12 mm anterior ao rebordo orbital lateral.

O tipo de desenho de retenção é ditado pela posição da barra de retenção e a sua relação com a porção ocular da prótese. Para defeitos grandes, é melhor ligar os pilares com uma barra porque os implantes não estão distribuídos uniformemente. A barra de retenção conterá os retentores de aço inoxidável. Uma secção de resina acrílica aloja os ímanes e possivelmente um clipe para esta prótese.

Se a barra inibir a posição ocular da prótese orbital, podem ser utilizados pilares individuais para a retenção. Os retentores de aço inoxidável são posicionados nos pilares e os ímanes fazem parte da secção de resina acrílica da prótese. A quantidade de retenção é menor porque os ímanes são direcionados lateralmente. Pode ser necessário utilizar as paredes mediais do defeito para uma retenção e estabilidade adicionais. Devido ao desenho descomplicado dos suportes de aço inoxidável nos pilares, o doente tem um melhor acesso para manter a higiene à volta dos pilares.[17]

Normalmente, existe osso adequado para a colocação de implantes na órbita no rebordo lateral. As caraterísticas curvas da parede lateral, juntamente com o espaço confinado e a abordagem restrita à órbita, podem dificultar a restauração e a manutenção dos implantes.

A disposição circular dos implantes pode tornar difícil, se não impossível, o fabrico de uma única barra de retenção que se adapte passivamente a todos os pilares em simultâneo. Se forem utilizados retentores magnéticos com uma barra, são encontradas limitações de acesso adicionais. A utilização de um mecanismo de barra e clip melhora o acesso, mas persistem algumas restrições.

A utilização de ímanes que se fixam diretamente aos pilares simplifica os procedimentos protéticos e melhora o acesso do paciente para a higiene. Os ímanes melhoram a facilidade de colocação e proporcionam um posicionamento correto quase automático da prótese. Isto é uma vantagem para o doente com deficiência visual, que pode ter dificuldade em trabalhar com sistemas de retenção de clips. Tal como para as próteses auriculares, dois implantes são suficientes para reter uma prótese orbital.[27]

Para uma prótese orbital, os implantes são colocados idealmente à volta do defeito dentro do rebordo orbital. Devido à anatomia óssea, a colocação é frequentemente limitada aos aspectos superior e lateral do rebordo. Os implantes devem ser colocados dentro dos limites do defeito e paralelos ou ligeiramente para dentro em relação ao plano frontal, de modo a não interferir com os contornos ideais da prótese.

Em defeitos orbitais mais extensos, os implantes podem ser colocados no zigoma ou na maxila.

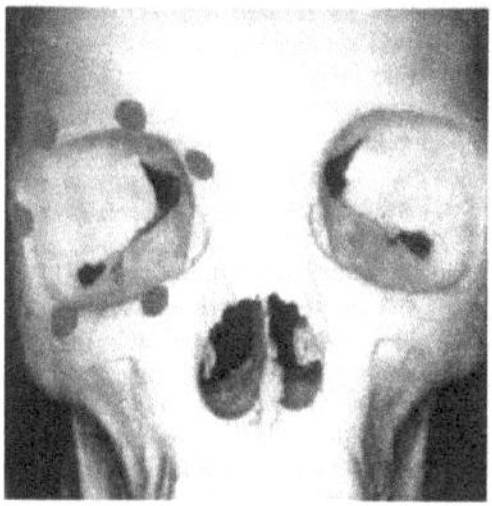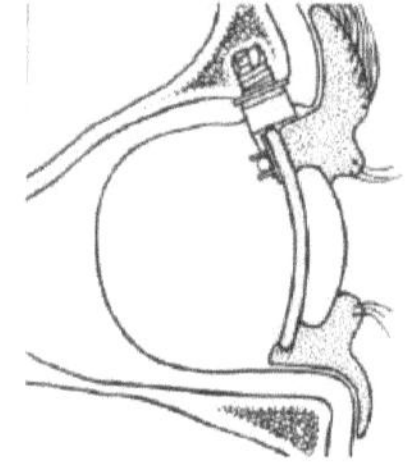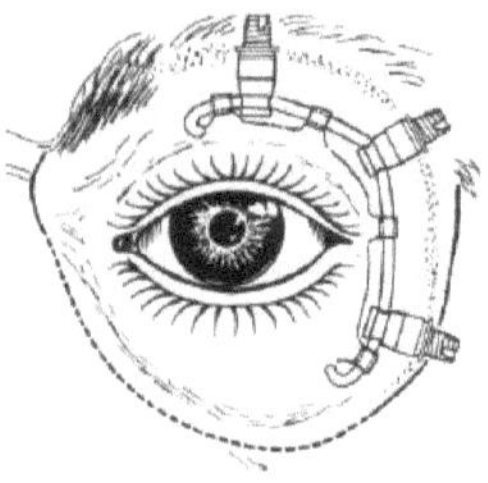

**<u>Várias opções de retenção:</u>**

Nos defeitos orbitais são utilizadas basicamente cinco opções de retenção:

1. Clipes de extremidade de barra.

2. Barra e ímanes.

3. Ímanes individuais.

4. Acessórios para bolas.

5. Uma combinação destes.

## Construção em barra com clipes de retenção:

Uma construção de barra é um fio soldado aos cilindros de ouro e montado nos pilares através de parafusos de ouro. Este tipo de fixação permite uma boa distribuição da carga sobre os implantes. Os clipes de retenção são colocados no aspeto interior da placa de acrílico, proporcionando uma posição rígida e segura para a prótese. Este tipo de construção proporciona uma boa retenção para defeitos grandes que têm implantes apenas no rebordo orbital superior para suportar a prótese.

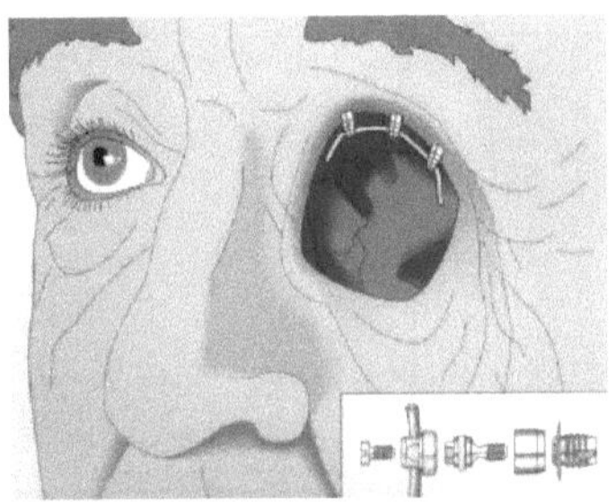
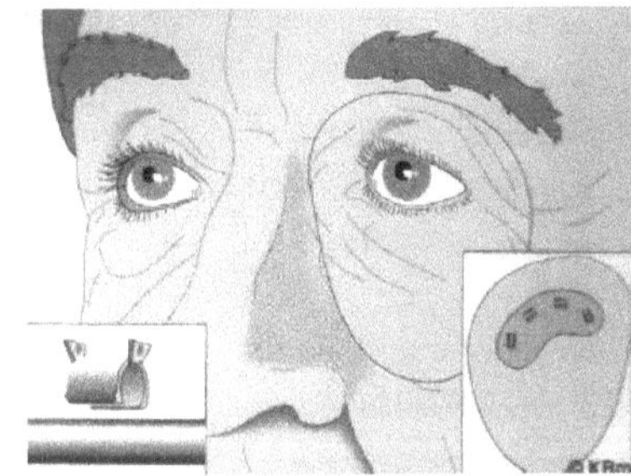

## Ímanes individuais:

O sistema de retenção individual consiste numa tampa magnética que é rosqueada no pilar e num íman colocado no lado de encaixe da prótese. Num defeito orbital com implantes no rebordo orbital superior e inferior, é recomendado o sistema de íman individual. Este tipo é especialmente recomendado quando existe um defeito pouco profundo com espaço insuficiente para uma construção de barra e clip.

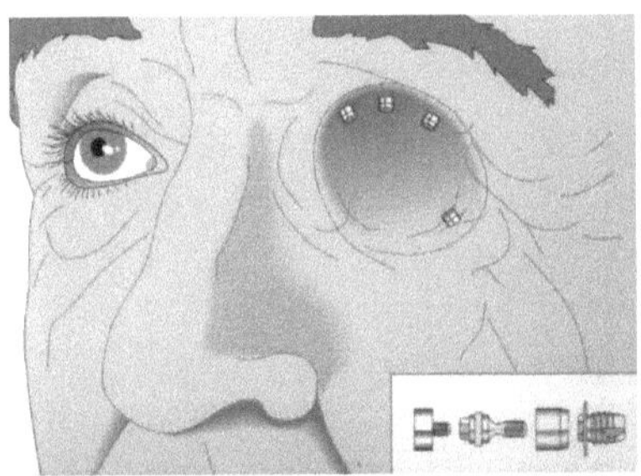

*Vantagens:*

1. É fácil para os pacientes manterem uma boa higiene à volta dos pilares.

2. Fácil de colocar e retirar a prótese.

**<u>Acessórios para bolas:</u>**

Quando o defeito é pouco profundo, os encaixes esféricos são uma opinião de retenção porque ocupam pouco espaço atrás da prótese. Três implantes criando um tripé são imperativos para proporcionar uma retenção e estabilidade satisfatórias.

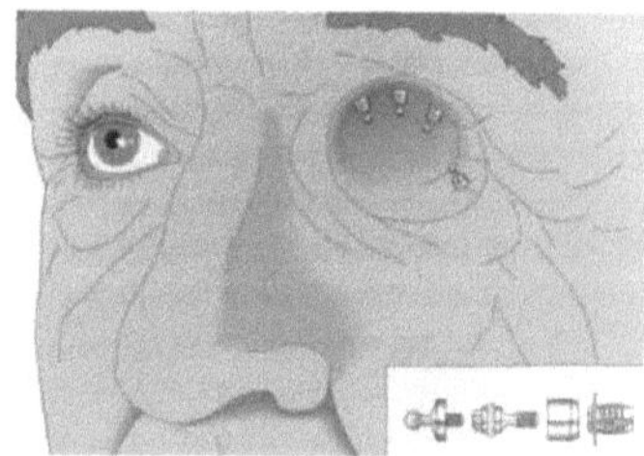

**<u>Pilar da consola:</u>**

Nos casos de pequenos defeitos fechados em que dois implantes estão inseridos no rebordo superior e um existe no rebordo orbital inferior e em que as direcções dos implantes estão em ângulos difíceis entre si, as opções de pilar protético são melhoradas através da utilização de um pilar de consola. Este dispositivo pode alterar o ângulo de uma fixação em relação a outra, facilitando assim a fixação da prótese.

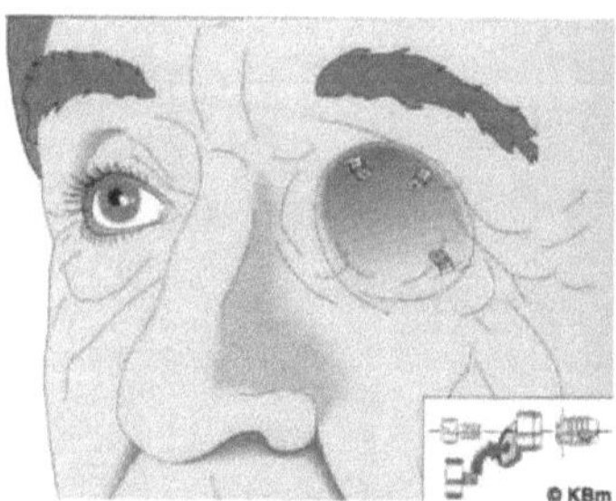


## DEFEITOS DO TERÇO MÉDIO DA FACE

Os defeitos do terço médio da face resultam frequentemente de procedimentos ablativos utilizados para controlar malignidades das estruturas nasais e maxilares. Estas cirurgias podem produzir um pequeno defeito nos tecidos moles ou um defeito maciço que envolve estruturas intra-orais e extra-orais. À medida que o tamanho do defeito se expande para envolver estruturas intra-orais, os músculos da expressão facial e os músculos da mastigação, a complexidade da reabilitação protética aumenta. Os defeitos que envolvem estruturas palatinas e extra-orais são frequentemente retidos através da ligação das próteses intra-orais e extra-orais. Este processo envolve frequentemente a utilização de adesivos combinados com retenção magnética entre as duas próteses. Esta técnica aumenta a retenção da prótese facial, mas pode afetar negativamente a sua estabilidade. O movimento da prótese intra-oral é transferido para a prótese facial, produzindo uma aparência percetível e não natural. A remoção de qualquer uma das próteses pode afetar negativamente a retenção da outra, exigindo que esta também seja removida. Tal como acontece com as próteses orbitais e auriculares, a reabilitação na região do terço médio da face com implantes endósseos tem produzido resultados de sucesso.

Os pacientes que sofrem de defeitos no terço médio da face que incluem estruturas faciais e orais podem apresentar um osso mínimo para a colocação de implantes. Isto pode resultar no facto de as próteses intra-orais-extra-orais combinadas serem suportadas, estabilizadas e retidas por um número, comprimento e orientação de implantes inferiores aos desejados. Estes factores podem permitir que as forças de oclusão excedam a tolerância fisiológica dos implantes, resultando na sua incapacidade de manter a osseointegração. Nos defeitos orais e extra-orais combinados, em que os implantes são utilizados para suportar, reter e estabilizar próteses intra-orais e extra-orais, as principais tensões aplicadas aos implantes são as geradas pelas forças de oclusão e não os efeitos da prótese facial. Na maioria dos casos, os defeitos intra-orais e extra-orais combinados envolvem o arco alveolar maxilar e o palato. Embora possa existir um número infinito de situações clínicas para estes defeitos, eles podem ser agrupados em três grandes categorias no que respeita à oclusão: os que se opõem a uma arcada edêntula, os que se opõem a uma arcada edêntula posterior bilateral e os que apresentam batentes verticais dentários naturais interarcos.[27]

A utilização de unidades de ancoragem suplementares para indivíduos com alguns dentes naturais periféricos a um defeito ósseo ou ablativo pode afetar diretamente a longevidade esperada da restante dentição. As forças de cantilever geradas pelas próteses convencionais são aliadas de gravitação desvantajosas e podem ser progressivamente destrutivas, mesmo quando fulcradas com múltiplos apoios e um envolvimento mínimo do rebaixo. Isto é particularmente evidente quando alguns dentes sãos são chamados a suportar uma dentição protética contralateral, mesmo com a distribuição de carga da estrutura do tipo dobradiça. Ainda mais lamentável é a natureza cíclica do processo destrutivo se os dentes de suporte chave se perderem ou ficarem comprometidos ao ponto de serem minimamente activos para retenção. Os implantes osseointegrados podem desempenhar um papel fundamental no processo de reabilitação, aumentando a base de retenção disponível ou substituindo dentes críticos em falta.

A sua aplicação pode ser eficaz na restauração de pacientes com defeitos congénitos em que a intervenção protética a longo prazo tenha causado a diminuição ou o comprometimento do suporte. Estes doentes apresentam normalmente defeitos na direção antero-posterior, que são mais susceptíveis de serem restaurados com implantes, uma vez que a estabilidade lateral (arcada cruzada) pode ser frequentemente alcançada. Esta configuração reduz as forças de cantilever, mesmo com deficiências anteriores, e permite uma base estável para a exibição da dentição estética.

Os defeitos laterais, frequentemente produzidos através de cirurgia radical para remoção de tumores, são problemas de restauração mais difíceis. A estabilidade transversal da arcada é normalmente impossível e a resistência à deslocação superior está ausente unilateralmente. [41]

Defeitos maxilo-faciais opondo mandíbulas edêntulas Foi demonstrado que o estado edêntulo resulta numa diminuição da força de mordida. Com arcos edêntulos intactos opostos, esta redução é frequentemente uma consequência negativa do estado edêntulo. No entanto, quando uma mandíbula edêntula se opõe a um defeito maxilo-facial, restaurado com implantes, esta diminuição da força de mordida pode ser benéfica. As próteses que restauram defeitos maxilares existem frequentemente com estabilidade e retenção variáveis. Estas condições, juntamente com as caraterísticas de retenção e estabilidade inferiores às ideais, frequentemente associadas a uma prótese completa mandibular, podem resultar numa reabilitação protética falhada. A utilização de implantes em conjunto com uma prótese obturadora maxilar pode melhorar a estabilidade e a retenção da prótese, tornando-a pelo menos comparável a uma prótese completa convencional. Uma tentativa de melhorar ainda mais a reabilitação oral através da aplicação de implantes na mandíbula pode ser contra-indicada. Uma mandíbula restaurada com implantes pode parecer inicialmente benéfica; no entanto, a longo prazo, pode permitir a geração de forças prejudiciais para os implantes faciais. Esta hipótese baseia-se em relatos de que uma mandíbula edêntula restaurada com implantes pode resultar num aumento das forças de mordida.

***Jenson D.T. et al (1992)*** descreveram os locais disponíveis para a colocação de implantes na região médio-facial e sugeriram uma classificação de locais craniofaciais para implantes osseointegrados.

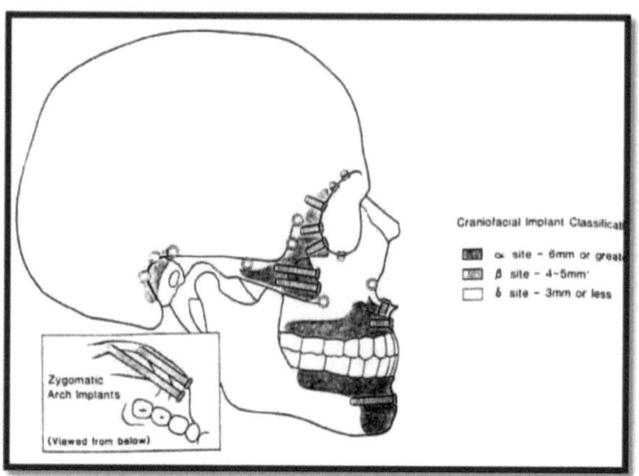


1. <u>Sítios alfa</u>: Estes têm 6 mm ou mais de volume ósseo axial disponível para implantes dentários. As áreas mais comuns do esqueleto facial com este volume de osso disponível são a maxila anterior, através da fossa nasal, o zigoma, o arco zigomático e a região periorbital lateral.

2. <u>Sítios beta</u>: Estes terão 4 a 5 mm de osso disponível, permitindo a utilização de um implante craniofacial de 4 mm. Estas áreas são os rebordos orbitais superior, lateral e inferolateral, bem como grande parte do osso temporal e do zigoma.

3. <u>Sítios delta</u>: Estes são locais marginais com 3 mm ou menos de volume ósseo disponível. As localizações no osso temporal, rebordo piriforme, rebordo infra-orbital, osso nasal, contraforte zigomático e arco zigomático requerem a utilização de implantes craniofaciais de 3 mm.

**Defeitos faciais maxilares que se opõem a mandíbulas edêntulas posteriores bilaterais**

Os pacientes com uma maxila edêntula e uma mandíbula posterior edêntula bilateral oposta mastigam principalmente nos seus dentes anteriores mandibulares residuais, resultando em tensões aplicadas na região anterior da maxila (Fig.10). Quando esta situação é combinada com um defeito da maxila anterior, pode ser aplicado um stress significativo aos implantes. Com a perda das estruturas ósseas anteriores do maxilar, o stock ósseo adequado para a colocação de implantes pode existir apenas nas estruturas posteriores do terço médio da face (zigoma, rebordo infra-orbital, placas pterigóides). A colocação de implantes em estruturas ósseas posteriores à posição dos dentes maxilares protéticos pode estabelecer uma alavanca com a localização do fulcro na barra de retenção oral. Esta alavanca pode resultar num movimento de rotação supero-inferior da prótese maxilar em torno da barra, produzindo um gapping e um movimento da prótese facial para longe da pele. Este movimento de rotação, embora possa ser incómodo para o doente, proporciona alguma libertação de tensão para os implantes. A restrição deste movimento rotacional pode produzir uma reabilitação mais aceitável do ponto de vista do doente; no entanto, resulta num aumento da tensão aplicada aos implantes.

**Defeitos maxilo-faciais com batentes verticais posteriores naturais**

As paragens oclusais verticais em molares e pré-molares naturais podem representar a condição oclusal mais desejável com defeitos maxilo-faciais associados. Partindo do princípio de que o paciente irá mastigar principalmente na dentição natural, a maioria das tensões geradas pelas forças oclusais não deve ser direcionada para os implantes. A utilização da dentição maxilar residual para estabilizar o obturador e o desenvolvimento de uma oclusão que iniba os contactos anteriores pode proporcionar a melhor oportunidade para restringir o movimento da prótese facial gerado pelo obturador.[27]

A estabilidade e a retenção da prótese obturadora no paciente edêntulo têm sido documentadas como um grande problema que depende da resolução satisfatória das condições clínicas e da precisão na fabricação da prótese. Em pacientes dentados, a estabilidade e a retenção da prótese obturadora é muito melhorada e clinicamente mais fácil de gerir, porque a retenção pode ser obtida a partir dos dentes remanescentes. A utilização de implantes osseointegrados irá melhorar a retenção e a estabilidade da prótese obturadora no paciente edêntulo e deve ser uma opção de retenção, se necessário.

**Defeitos mandibulares**

Os implantes são eficazes quando a continuidade alveolar está comprometida, particularmente na região mandibular anterior. Os acessórios osteointegrados múltiplos restauram a estética e a função sem necessidade de enxertos ou intervenções significativas nos tecidos moles. Os defeitos de descontinuidade também podem ser tratados através de um processo de pré-formação. Os acessórios previamente implantados podem ser transferidos após a integração in situ da região da crista ilíaca para a mandíbula, restaurando assim a simetria, eliminando o desvio e fornecendo a base para a construção da prótese final. [41]

## APARELHOS AUDITIVOS ANCORADOS NO OSSO (BAHA)

Mais de 10 anos de experiência na Suécia demonstraram a utilidade da prótese auditiva osseointegrada ancorada no osso em doentes com atresia do canal auditivo externo que não eram candidatos a cirurgia reconstrutiva do canal e do ouvido médio e em doentes com otite média crónica que não podem ou não querem tolerar uma prótese de condução aérea. O sistema sueco foi aprovado pela Food and Drug Administration para utilização em adultos com uma média de tons puros de condução óssea igual ou inferior a 45 dB e discriminação da fala igual ou superior a 60%. Um procedimento cirúrgico de uma fase sob anestesia local permite a colocação do implante de titânio e do pilar no córtex da mastoide. A remoção dos folículos pilosos da pele imediatamente à volta do pilar ou a colocação de um enxerto de pele da espessura de um cuspo é fundamental para manter uma região livre de pêlos à volta do pilar. Após 3 meses, o pilar é carregado com o sistema de transdutor mecanoeléctrico. A melhoria em relação aos auxiliares de condução óssea padrão situa-se entre 5 e 50 dB e é acentuada nas frequências mais altas. Estão disponíveis acessórios para o sistema que permitem dispositivos do tipo CROS (Contralateral Routing of Signal), bem como ligações diretas a equipamento de alta fidelidade, permitindo uma apreciação musical muito melhorada. Uma vez que não existe qualquer dispositivo no canal auditivo, estão ausentes problemas como a impactação de cerume, a otite externa crónica e o efeito de oclusão de um aparelho de condução aérea.

As próteses implanto-suportadas proporcionaram aos doentes a oportunidade de participar em actividades de rotina, como o trabalho, as compras, a natação e o jogging, com menos receio de perder a prótese. O impacto dos implantes nos pacientes resultou na sua capacidade de funcionar na sociedade com a confiança de que os seus defeitos serão menos perceptíveis e a sua capacidade de responder ao ambiente melhorada. O culminar destes efeitos melhorou, sem dúvida, a qualidade de vida global dos pacientes. Como acontece com qualquer nova tecnologia, a sua aplicação depara-se com problemas imprevistos e algumas limitações de utilização. No entanto, à medida que a arte e a ciência desta técnica evoluem, prevê-se que ela resulte na capacidade de prestar melhores cuidados de saúde aos doentes.[27]

### *Porque é que o aparelho auditivo de condução óssea (BAHA) é diferente?*

Recebemos o som de duas formas: por condução aérea através do canal auditivo e por condução óssea transmitida através dos maxilares e do osso do crânio.

Os aparelhos de condução aérea, que são colocados dentro do canal auditivo ou atrás da orelha, são os mais conhecidos. Algumas pessoas com deficiência auditiva não podem utilizar este tipo de aparelho. Algumas sofrem de inflamação crónica ou infeção do canal auditivo, agravada quando o canal auditivo está ocluído.

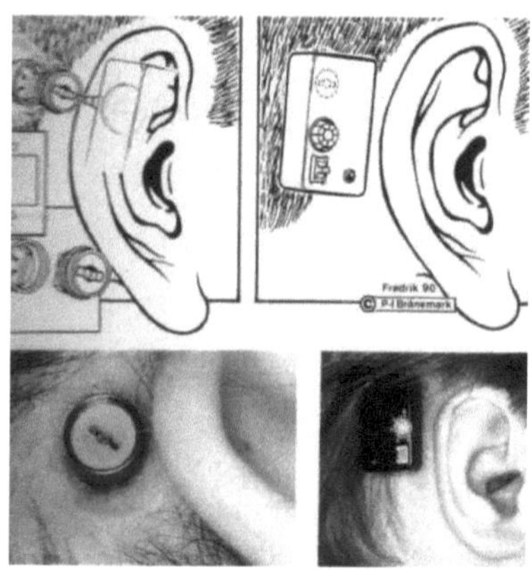

O sistema BAHA utiliza o princípio da osseointegração para ultrapassar estes problemas. Um pequeno parafuso de titânio é implantado atrás da orelha, onde se osseointegra.

**Indicações:**

1. Otite média crónica com perda auditiva condutiva ou mista em que a utilização de um dispositivo de condução aérea é contra-indicada.

2. Malformação congénita do ouvido externo/médio em que um aparelho auditivo de condução aérea está contraindicado.

3. Pacientes que sofrem de drenagem crónica dos ouvidos e que utilizam um aparelho de CA.

4. Doentes com otite externa crónica.

5. Pacientes que têm uma média de tons puros de condução óssea de 45dB ou menos e descriminação de fala de 60% ou mais.

**Contra-indicações:**

1. Contraindicado em pacientes com dependência de drogas e álcool.

2. Pacientes emocionalmente instáveis e com atrasos de desenvolvimento ou atrasados mentais, por razões de manuseamento e higiene.

**Procedimento:**

Um procedimento cirúrgico de uma fase sob anestesia local permite a colocação do implante de titânio e do pilar no córtex mastoide. A remoção dos folículos pilosos da pele imediatamente à volta do pilar ou a colocação de um enxerto de pele de espessura parcial é fundamental para manter uma região livre de pêlos à volta dos pilares. Após a osseointegração, o pilar é carregado com o sistema de transdutor mecanoeléctrico.

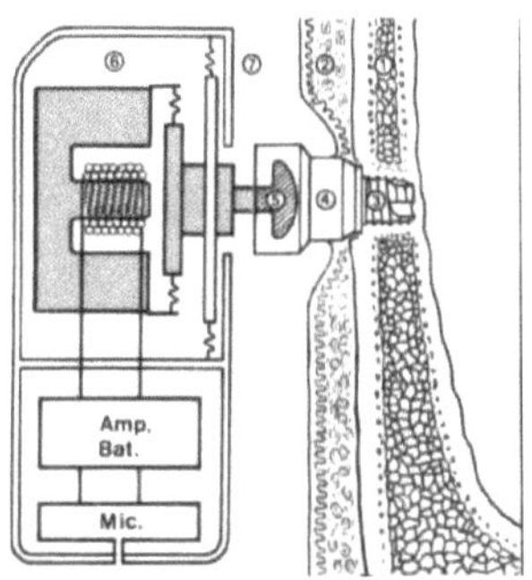


**<u>Vários aparelhos auditivos de ancoragem óssea:</u>**

O BAHA classic 300 está disponível em duas cores, claro e escuro. É apresentado como um kit de paciente que inclui o aparelho auditivo, quatro inserções de plástico, cinco anéis "O", instrumentos de montagem, bateria e cobertura do pilar.

| | | |
|---|---|---|
| Patient Kit BAHA Classic 300, dark | Swedish | HCB 176 |
| Patient Kit BAHA Classic 300, light | Swedish | HCB 177 |
| Patient Kit BAHA Classic 300, dark | English | HCB 266 |
| Patient Kit BAHA Classic 300, light | English | HCB 267 |
| Patient Kit BAHA Classic 300, dark | Dutch | HCB 268 |
| Patient Kit BAHA Classic 300, light | Dutch | HCB 269 |
| Patient Kit BAHA Classic 300, dark | Spanish | HCB 270 |
| Patient Kit BAHA Classic 300, light | Spanish | HCB 271 |
| Patient Kit BAHA Classic 300, dark | French | HCB 272 |
| Patient Kit BAHA Classic 300, light | French | HCB 273 |
| Patient Kit BAHA Classic 300, dark | German | HCB 274 |
| Patient Kit BAHA Classic 300, light | German | HCB 275 |
| Patient Kit BAHA Classic 300, dark | Italian | HCB 276 |
| Patient Kit BAHA Classic 300, light | Italian | HCB 277 |

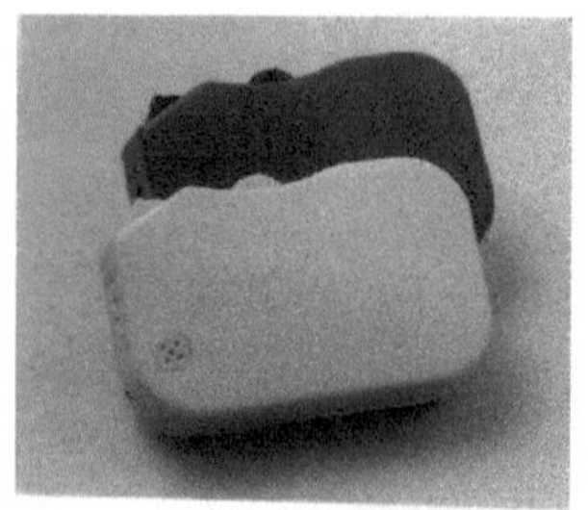

*BAHA Classic 300*

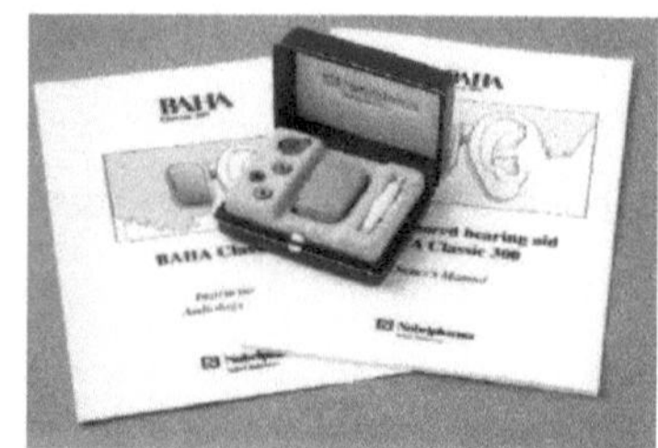

*Patient Kit*

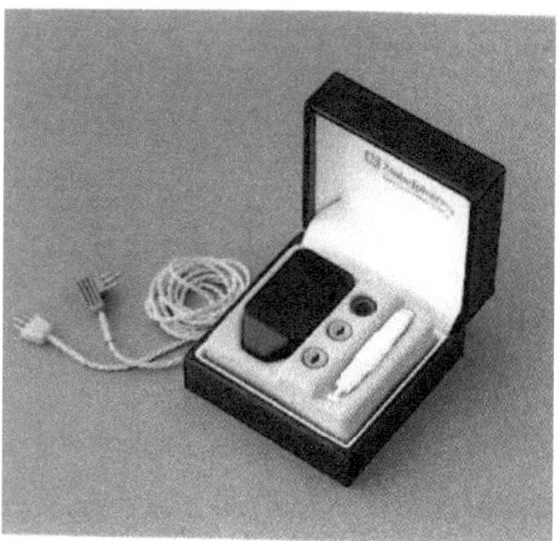

*Superbass HC 220*

## Componentes cirúrgicos:

Todas as fixações e parafusos de cobertura são feitos de titânio puro:

Dispositivos de flange 3,75 x 3 mm
Dispositivos de flange 3,75 x 4 mm

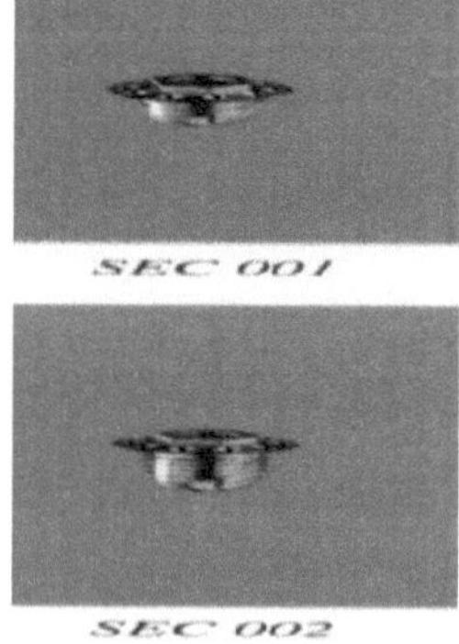



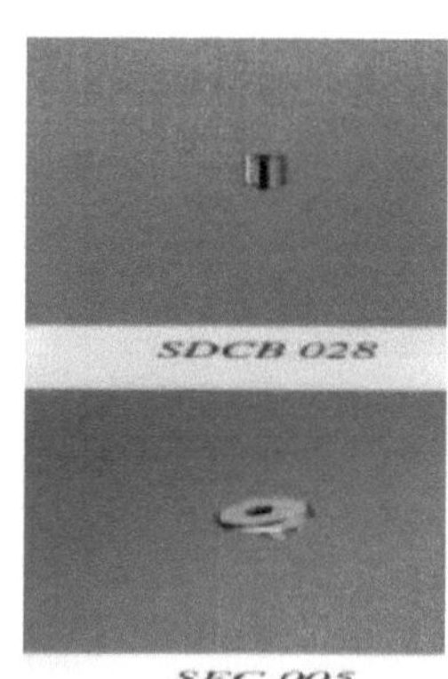

# FABRICO DE PRÓTESES

Após a cirurgia inicial, os suportes dos implantes são deixados a integrar durante 5 a 6 meses. Durante este período, pode ser utilizada uma prótese facial retida por meios de retenção convencionais. A colocação do pilar requer um segundo procedimento cirúrgico. A prótese existente é modificada para acomodar os pilares e é aplicado um penso de pressão durante um período de cicatrização de 2 semanas. É imperativo, com pilares transcutâneos, evitar o movimento livre da pele à volta do implante.

Após a resolução do edema pós-operatório, são feitas impressões para registar com precisão a posição dos pilares. Normalmente, as impressões podem ser efectuadas no prazo de 3 a 4 semanas, dependendo do conforto do paciente, do progresso da cicatrização e da avaliação clínica. As coifas de transferência cónicas com parafusos verticais são montadas nos pilares do implante. O material de moldagem elastomérico de poliéter é cuidadosamente injetado à volta e entre os pilares do implante e as coifas de transferência. É necessário um cuidado especial para assegurar a colocação do material de moldagem nos rebaixos mecânicos das coifas de transferência cónicas. À medida que o material de moldagem de silicone ganha corpo, os bordos da moldagem são alisados e moldados para criar rebaixos laterais e chaves no material de moldagem. Depois de a impressão de silicone ter assentado, é efectuada uma impressão irreversível de hidrocolóide delineando a área do defeito com a impressão de silicone no lugar. Depois de o material de moldagem irreversível de hidrocolóide assentar, as duas moldagens são cuidadosamente removidas, primeiro o hidrocolóide irreversível e depois o material de moldagem de silicone. As coifas de transferência são desaparafusadas dos pilares do implante e os análogos do pilar de latão são montados nas coifas. As coifas de transferência, com os análogos de pilar fixados, são reposicionadas no material de moldagem de silicone. A moldagem de silicone é então encaixada novamente na moldagem irreversível de hidrocolóide. As impressões remontadas são inspeccionadas quanto à precisão e aos erros de posicionamento. O molde de trabalho é vazado e fica disponível uma réplica dos pilares do implante para o desenho da prótese de barra e o enceramento.

Os cilindros de liga de ouro são aparafusados nos análogos do pilar e inicia-se o enceramento da estrutura da barra-plinta. É criado um padrão de cera utilizando formas de cera redondas de calibre 14 com extensões nas regiões da prótese proposta que serão suficientemente espessas para permitir a colocação de retentores magnéticos emparelhados sem comprometer a estética. O padrão é encerado diretamente nos cilindros de ouro, utilizando um contacto pontual para permitir a eventual soldadura da barra de imobilização aos cilindros de ouro. São criados receptores de várias faces no padrão de cera para alojar cada um dos ímanes. Os receptáculos são encerados com bases fechadas para evitar a deslocação posterior do íman e rebaixos laterais para proporcionar "retenção" mecânica quando os ímanes são cimentados na barra-plinta. São utilizados receptores de vários lados para evitar o movimento de rotação dos ímanes dentro dos receptáculos. Todos os componentes da placa de barra são colocados alguns milímetros acima da superfície do molde para higiene e acesso do doente.

O padrão de cera é fundido em ouro tipo IV utilizando técnicas convencionais de spruing, revestimento e fundição para ligas de ouro. A fundição resultante é recuperada, limpa e reorientada no molde. A relação da barra com os cilindros de ouro é estabelecida utilizando a cera de contacto pontual no padrão e indexada. As barras e os cilindros de ouro ligados aos análogos do pilar de latão são revestidos e depois soldados para criar um conjunto de barra-plinta para suportar a prótese facial. O conjunto barra-plinta deve fornecer uma unidade metálica forte e rígida que cumpra os objectivos de resistência, suporte, não impacto nos tecidos e não interferência com o contorno desejado da prótese.

O conjunto barra-plinta é experimentado primeiro no molde de trabalho e depois nos pilares do implante. É necessário um encaixe preciso e passivo para evitar tensões adversas num ou mais dos acessórios osseointegrados. Se o conjunto não conseguir encaixar nos pilares, é seccionado, é feito um índice e o conjunto é ressoldado. Quando tiver sido verificado um ajuste absolutamente passivo, o conjunto fundido é acabado e polido. Os ímanes de samário-cobalto com um tamanho de 4x4 mm são encapsulados em resina acrílica para proteção e embutidos em cada recetáculo do conjunto barra-plinto com resina autopolimerizável adicional. Os ímanes de atração emparelhados são encapsulados em resina com rosetas de arame fixadas na superfície não correspondente. As rosetas de arame são subsequentemente processadas no silicone da prótese para proporcionar retenção entre o silicone e a resina que encapsula os ímanes.

Também são utilizados ímanes de atração com rosetas de arame durante o fabrico do molde de processamento. É feita uma moldagem irreversível com hidrocolóide, delineando o defeito, com o conjunto barra-plinta montado nos pilares do implante e os ímanes de atração emparelhados são posicionados sobre cada recetáculo magnético em cantilever no conjunto barra-plinta. A impressão, com os ímanes de atração e as rosetas de arame incorporados, é removida e inspeccionada. Os ímanes adicionais são adaptados aos ímanes incorporados na impressão irreversível de hidrocolóide. É aplicado um molde de processamento e fica disponível uma réplica das unidades magnéticas de retenção no interior do defeito facial para o fabrico da prótese. Depois de o molde ser separado da impressão, os ímanes e as rosetas de arame são retirados do material hidrocolóide irreversível.

A prótese é esculpida de acordo com o tamanho e o contorno com os ímanes emparelhados incorporados no material de modelação. Mais uma vez, a estrutura da barra-plinta é montada no paciente e é efectuada a modelação final. A estética, a adaptação e a retenção são avaliadas. É produzido um molde de gesso de forma convencional. Os ímanes emparelhados embebidos em resina acrílica com rosetas de arame são reposicionados no molde. A borracha de silicone é adicionada lentamente ao molde para assegurar que as rosetas são completamente circundadas. A prótese facial é processada e entregue com uma combinação de procedimentos de coloração intrínseca e extrínseca para combinar com os tons de pele adjacentes existentes. O doente é instruído para lubrificar a pele à volta dos limites do defeito, posicionar a prótese e, com uma ligeira pressão dos dedos, adaptar as margens da prótese ao tecido.

A aplicação de fixações osseointegradas ao esqueleto craniano para retenção de próteses faciais minimiza os problemas de integridade marginal, desalinhamento da colocação e camuflagem da prótese. Talvez o avanço mais significativo seja a capacidade de diminuir a dependência de adesivos e, por conseguinte, eliminar a degeneração/descoloração do material induzida por adesivos e as reacções cutâneas. Os pacientes com defeitos faciais congénitos ou adquiridos têm o potencial de aumentar drasticamente o nível da sua reabilitação funcional.[32]

Os efeitos secundários da radiação terapêutica na cabeça e no pescoço criam alterações a longo prazo na mucosa, na vascularização, no paladar, no fluxo salivar e na diminuição do potencial de cicatrização. Estes sinais objectivos do tratamento por radiação são acentuados pelas declarações subjectivas dos doentes que recebem este tratamento.

A radiação terapêutica provoca uma série de alterações fisiológicas que podem afetar negativamente a reconstrução protésica.

A xerostomia associada à radiação terapêutica elimina ou reduz muito a película salivar que é benéfica para o conforto da prótese e é necessária para a retenção da prótese. A diminuição do fluxo salivar pode estar associada a um aumento da taxa de cáries dentárias. Embora a cárie no doente xerostómico não seja o resultado direto da radiação nos dentes, parece ser um problema multifatorial associado à perda da capacidade de tamponamento da saliva, à perda da lubrificação da saliva, à diminuição da higiene oral devido ao desconforto dos tecidos, à irritação menor dos tecidos moles e ao aumento da suscetibilidade à rutura dos tecidos após pequenos traumas causados pelas próteses dentárias.

O aumento da probabilidade de a exposição óssea poder conduzir a necrose por radiação. A xerostomia induzida pela radiação pode aumentar a taxa de cáries de tal forma que as próteses fixas podem ter um pior prognóstico. Os implantes dentários podem ser utilizados para eliminar o contacto íntimo com os tecidos moles, constituindo uma excelente opção para reter próteses dentárias no doente xerostómico. Com base nas experiências clínicas com implantes dentários na Clínica Mayo, a osteointegração clínica pode ocorrer em osso que tenha sido exposto a radiação terapêutica. Foram administradas doses de radiação antes da colocação de implantes na mandíbula anterior sem falha do implante. A sobrevivência dos implantes na maxila demonstrou resultados menos encorajadores, com uma taxa de sobrevivência de apenas 64%. Os implantes colocados em locais extra-orais tiveram uma taxa de sobrevivência inferior a 50%, o que faz com que a utilização de implantes em locais extra-orais irradiados pareça ser impraticável.[42]

# CAPÍTULO 11. RESUMO E CONCLUSÃO

A reabilitação de pacientes com defeitos maxilofaciais permaneceu sempre um enigma para o prostodontista. A natureza imprevisível dos defeitos e a incerteza da recorrência sempre se juntaram aos muitos problemas do operador.

Foi feita uma tentativa de rever os aspectos protéticos da reabilitação destes doentes. Salienta a necessidade de uma abordagem multidisciplinar e de ter em conta o bem-estar psicossocial destes doentes na nossa tentativa de sermos bem sucedidos no regresso dos nossos doentes à sociedade.

Os problemas encontrados no tratamento destes doentes são de natureza variada. No entanto, muitos problemas podem ser evitados adoptando uma abordagem de equipa e encorajando discussões e consultas pré-operatórias com os cirurgiões. Sempre que possível, devem ser obtidos modelos pré-operatórios, fotografias e moulages faciais para ajudar o prostodontista durante o fabrico da prótese.

Nas próteses maxilofaciais existe uma grande variedade de tipos de métodos para obter retenção, estabilização e imobilização, conforme necessário. A avaliação atenta de um caso com o cirurgião antes e durante a cirurgia ajuda a encontrar meios de criar defeitos irregulares para melhorar a retenção anatómica. As substituições faciais de grandes dimensões têm de utilizar todos os meios de retenção disponíveis. A utilização prudente de alguns ou de todos os meios de retenção disponíveis, mais qualquer improvisação original por parte do protésico, pode levar a uma melhor estabilidade e retenção.

São discutidos diferentes meios para conseguir a retenção da prótese maxilofacial. Cada caso tem os seus próprios requisitos individuais para que se consiga uma retenção eficaz. A retenção é um desafio significativo na reabilitação de defeitos maxilofaciais, que melhora consideravelmente o aspeto psicológico do doente, exigindo assim um planeamento cuidadoso, uma técnica cirúrgica meticulosa e uma gestão protética hábil.

A retenção intra-oral inclui a utilização de tecidos duros e moles, ou seja, dentes, mucosas e tecidos ósseos. O sucesso da retenção intra-oral está relacionado com o tamanho e a localização do defeito e com o resultado da cirurgia.

As áreas anatómicas de corte inferior são uma caraterística bem-vinda no caso pós-cirúrgico. Estas podem ser encontradas na área palatina, bochecha, retromolar, labial, septal, nasal posterior, faríngea ou nas áreas da espinha nasal anterior. No que diz respeito à retenção mecânica, o operador tem uma miríade de dispositivos e técnicas comprovadas a considerar e utilizar consoante o caso.

O uso de adesivos continua a ser controverso e as causas desta controvérsia advêm da preocupação com a colocação de adesivos em superfícies de tecido comprometidas, da dificuldade de manipulação, da durabilidade reduzida da prótese e, consequentemente, do custo acrescido para o doente. A seleção clínica de um adesivo para próteses faciais é feita de forma subjectiva, porque existe muito pouca informação disponível sobre as propriedades e o comportamento destes materiais. É esta falta de informação que leva ao paradoxo de existir controvérsia sobre a utilização de adesivos para próteses faciais e, no entanto, estes continuarem a ser o meio mais comum de fixação de próteses faciais.

Os encaixes oferecem outro novo caminho para obter retenção no campo da prótese maxilofacial. Com a utilização de ímanes no campo da prótese maxilofacial, os clínicos passaram a dispor de uma forma nova e inovadora de proporcionar retenção para dentaduras, obturadores e várias próteses nasais, orbitais e faciais.

A aplicação de fixações osseointegradas no esqueleto craniano para retenção de próteses faciais marca um passo revolucionário na procura do substituto de tecidos moles perfeito. Permitem que a atual tecnologia de elastómeros seja utilizada no seu maior potencial, protegendo a coloração da superfície, eliminando a degeneração do material de base induzida pelo adesivo e permitindo a retenção a longo prazo de margens periféricas finas, mas fracas. Embora nem todos os pacientes com defeitos faciais sejam candidatos a esta abordagem, o conceito, tal como aplicado na nossa experiência atual, provou ser um substituto valioso para os sistemas adesivos disponíveis. Devido aos parâmetros criados pela cirurgia necessária para erradicar um tumor, o tratamento protético permanecerá sempre um compromisso, tanto a nível funcional como estético. Embora os implantes osseointegrados permitam o tratamento de situações anteriormente difíceis, raramente fornecem a resposta total para a remoção dos compromissos inerentes a cada prótese. As necessidades de cada paciente são únicas e requerem uma avaliação individual do sistema adequado para proporcionar uma prótese estável.

Embora os avanços, tanto a nível da técnica como dos materiais, tenham sido notáveis nos últimos anos, ainda não se vislumbra todo o potencial e utilização dos serviços de protésicos maxilofaciais. Como resultado, tem-se registado uma mudança inapreciável na situação destes pacientes.

Atualmente, é necessário que cada vez mais instituições e médicos de clínica geral procurem formação especializada e se interessem pelo tratamento destes doentes infelizes. Além disso, o desenvolvimento de materiais, juntamente com a investigação básica e clínica de técnicas adequadas, contribuirá muito para acelerar a reabilitação de doentes com defeitos maxilofaciais.

Apenas os esforços contínuos de um protésico maxilofacial sincero, dedicado e conhecedor, empenhado na reabilitação destes doentes, os ajudarão a ter um aspeto normal, a sentirem-se normais e a comerem de novo normalmente.

# <u>REFERÊNCIAS</u>

1. Ariyadasa Udagama, D.D.S., M.S.D., e Gordon E. King, D.D.S. **Próteses faciais retidas mecanicamente: úteis ou prejudiciais?** The Journal of Prosthetic Dentistry, Jan.1983, Vol.49, No.1, Página 85-86.

2. Arthur H. Bulbulian, D.D.S. **Próteses maxilofaciais: evolução e aplicação prática na reabilitação de pacientes.** J. Pros. Dent. maio-junho de 1965, Vol.15, No.3, Páginas 554-569.

3. B.N. Javin, D.M. **A utilização de ímanes numa prótese maxilofacial.** J. Prosth. Dent. março de 1971, vol.25, No.3.

4. Barrie R.D. Gillings **Sistemas magnéticos de retenção de próteses: baratos e eficientes.** International Dental Journal 1984 Vol.34/No.3.

5. Barrie R.D. Gillings, E.D., Ph.D., B.D.S., M.S., F.R.A.C.D.S. **Retenção magnética para overdentures completas e parciais. Parte I.** The Journal of Prosthetic Dentistry maio de 1981; volume 45, Número 5.

6. Bijan Khaknegar Moghadam, D.M.D., M.S., e Forrest R.Scandrett, D.D.S., M.S. **Retenção magnética para overdentures.** The Journal of Prosthetic Dentistry, janeiro de 1979, Volume 41, Número 1.

7. Carl F. Driscoll, DMD, Bennie Hughes, e John S. Ostrowski, DMD. **Rebaixos de ocorrência natural na retenção de uma prótese oculofacial provisória.** The Journal of Prosthetic Dentistry, outubro de 1992, Volume 68, Número 4.

8. David N. Firtell, D.D.S., MA, e Richard J. Grisius, D.D.S., MA **Retenção de próteses parciais removíveis obturadoras: uma comparação da retenção vestibular e lingual.** J.P.D. Fev. 1980, Vo.43, No.2, páginas 212-217.

9. David R. Federick, D.M.D., M.Sc.D. **Um obturador maxilar provisório retido magneticamente.** J. Prosthet. Dent. dezembro, 1976.

10.  E.D. Roumanas, DDS, R.D. Nishimura, DDS, B.K. Davis, DMD, MS e J.Beumer 111, DDS, MS. **Avaliação clínica de implantes que suportam próteses obturadoras maxilares edêntulas.** J Prosthet Dent 1997; 77:184-90.

11.  Gordon E. King, D.D.S., e Jack W. Martin, D.D.S. **Grampos circunferenciais e de arame fundido para retenção do obturador.** J.P.D. Vol.49, 1983 No.6, 799-802.

12.  Gregory R. Parr, DDS, Greggory E. Tharp, DMD, e Arthur O. Rahn, DDS **Prosthodont of maxillary obturator prostheses** . J Prosthet Dent 2005; 93: 405-11.

13.  H. Sasaki, D.D.S., Y.Kinouchi, D.Eng., H.Tsutsui, D.D.S., Y.Yoshida, D.D.S., M.Karv, D.D.S., e T.Ushita, D.Eng. **Próteses seccionais ligadas por ímanes de samário-cobalto.** The Journal of Prosthetic Dentistry, outubro de 1984, Volume 52, Número 4 .

14.  H.B. Kroone, MDSc, J.F. Bates, MSc, BDS, DSS. **Overdentrues com retentores magnéticos.** Br Dent J 1982; 152: 310.

15.  Haim Hiller, DMD, Nerri Weissberg, MD, Gershon Horowitz, DMD, e Michael Man, MD. **A segurança dos mini-ímanes dentários em pacientes com pacemakers cardíacos permanentes.** The Journal of Prosthetic Dentistry, Volume 74, Número 4, outubro de 1995.

16.  Hideo Tsutsui, Yohsuke Kinouchi, Hideki Sasaki, Masahisa Shiota, Tomiyuki Ushita **Estudos sobre o íman de sm-co como material dentário.** J Dent Res 58(6): 1597-1606, junho de 1979.

17.  J.J. Gary, DDS, e M.Donovan, DDS William Beaumont Army Medical Center, Fort Bliss, Tex. **Projectos de retenção para próteses faciais ancoradas no osso.** J. Prosthet Dent 1993; 70: 329-32.

18.  Jean Nadeau, B.A., D.D.S. **Próteses especiais.** J. Pros. Dent. julho de 1968, Vol.20 , páginas 62-76.

19. John F. Wolfaardt, BDS, MDent, PhD, Victor Tarn, BSC, M.Gary Faulkner, PhD, PEng, e Narasimha Prasad, PhD. **Comportamento mecânico de três sistemas adesivos de próteses maxilofaciais: um projeto-piloto**. J Prosthet Dent 1992; 68:943-9.

20. Jon E. Dahl, DDS, Dr Odont, DSc, e Gregory L. Polyzois, DDS, Dr Dent, MScD. **Teste de irritação de adesivos de tecido para próteses faciais**. J. Prosthet Dent 2000; 84:2:453-7.

21. Keith F.thomas. **Compromisso no tratamento protético de defeitos orofaciais.** J Prosthet Dent 1996; 76:8:115- 22.

22. Kenneth E. Brown, B.S., D.D.S. **Consideração periférica na melhoria da retenção do obturador.** J.P.D. agosto de 1968, Vol.20, No.2, 176-181.

23. MarkT. Marunick, D.D.S., M.S., Richard Harrison, D.D.S., M.S., e John Beumer, D.D.S., M.S. **Reabilitação protética de defeitos do meio da face.** The Journal of Prosthetic Dentistry, outubro de 1985, vol.54, Páginas 553-560.

24. Meiko Oki, DDS, PhD, Shogo Ozawa, DDS, PhD, e Hisashi Taniguchi, DDS, PhD **Uma prótese labial maxilar retida por um obturador com attachments: um relatório clínico.** J Prosthet Dent 2002; 88: 135-8.

25. Melissa Alessandra Riley, BMedSc, PhD, Anthony Damien Walmsley, BDS, MSc, PhD, e Ivor Rex Harris, BSc, PhD, DSc. **Ímanes em dentisteria protética.** J. Prosthet Dent 2001; 86: 137-42.

26. Michael R Arcuri, DDS, MS, William E.LaVelle, DDS, MS, Ann /Fyler, BS, BS, e Gerry Funk, M. D **Efeitos da ancoragem de implantes em próteses do terço médio da face.** J Prosthet Dent 1997; 78: 496500.

27. Michael R. Arcuri, DDS, MS, e Jay T. Rubenstein, MD, PhD **Implantes faciais.** Dental Clinics of North America, Volume 42, Número 1, janeiro de 1998.

28. Michael R. Arcuri, DDS, MS, William E. La Velle, DDS, MS, Elizabeth Fyler e Robert Jons, CDT. **Complicações protéticas de implantes extra-orais**. J Prosthet Dent 1993; 69: 289-92.

29. Miglani,D. C.e Drane.J.B.. **A prótese maxilofacial e o seu papel como arte curativa.** J Prosth Dent.9:159-168, 1959.

30. Paul J. Mentag, D.D.S., Timothy F Kosinski, M.S., D.D.S. **Aumento da retenção de uma prótese obturadora maxilar utilizando implantes dentários intramóveis cilíndricos osteointegrados: um relatório clínico.** The Journal of Prosthetic Dentistry, outubro de 1988, Vol.60, No.4:411-415.

31. R.Adell, U.Lekholm .B.Rockler and P.I.Branemark **A 15- year study of osseointegrated implants in the treatment of the edentulous jaw.** Int. J. oral Surg.1981:10:387-416.

32. Richard R. Seals, Jr., D.D.S., M.Ed., M.S., Aquileo L.Cortex, B.S., MA, e Stephen M. Pare!, D.D.S. **Fabrico de próteses faciais através da aplicação do conceito de osseointegração para retenção.** J Prosthet Dent 1989; 61: 712-16.

33. Robert M. Taft, DDS, Stephen M. Cameron, DDS, Rodney C. Knudson, DMD, MS, e Dennis A. Runyan, DDS, MS. **O efeito dos primários e das caraterísticas da superfície na força de adesão em casca dos elastómeros de silicone ligados a materiais de resina.** J. Prosthet Dent 1996; 76: 515-8.
34.

34. Roberts, A.C.: **Reconstrução facial por meios protéticos.** Brit.J.Oral Surg.4: 157-181,1967.

35. Robinson.J. E.: **Tratamento protético após remoção cirúrgica da maxila e do assoalho da órbita.** J Prosth.Dent.23:;178- 184,1963.

36. Ron Highton, D.D.S., A.A. Caputo, Ph.D., Mario Pezzoli, D.D.S., M.D. e Joseph Matyas. **Caraterísticas de retenção de diferentes sistemas magnéticos para aplicações dentárias.** The Journal of Prosthetic Dentistry,

julho de 1986, Volume 56, Número 1.

37.   Ronald P. Desjardins, D.M.D., M.S.C. **Prótese de obturador: desenho para defeitos maxilares adquiridos.** The Journal of Prosthetic Dentistry abril de 1978, Vol.39, No.4: 424-435.

38. Stanley J. Behrman, D.D.S. Nova Iorque, N.Y. **Implantação de ímanes no maxilar para ajudar na retenção de próteses**. J.Pros. Den. setembro-outubro de 1960, 807-841.

39 Stephen M. Parel, D.D.S. **Diminishing dependence on adhesives for retentin of facial prostheses**. The Journal of Prosthetic Dentistry, maio de 1980, volume 43, número 5.

40. Stephen M. Parel, D.D.S., P.I. Branemark, M.D. Tomas Jansson, D.D.S.

41. Stephen M. Parel, D.D.S., P-I. Branemark, M.D., Anders Tjellstrom, M.D. e Greg Gion. **Osseointegração em próteses maxilofaciais. Parte II: Aplicações extra-orais**. JPD maio de 1986; Vol.55, No.5: 600-606.

42. Steven E.Eckert, DDS, MS, Ronand P. Desjardins, DMD, MSD, Eugene E.Keller, DDS, MSD e Dan E.Tolman, DDS, MSD

**Implantes endósseos num leito de tecido irradiado.** The Journal of Prosthetic Dentistry, 376, NO.1, julho de 1996:45-49.

43.Sudarat Kial-amnuay, DDS, MS, Lawrence Gettleman, DMD, MSD, Zafrulia Khan, DDS, MS e L.Jane Goldsmith, PhD. **Efeito da retenção de adesivo nas próteses maxilofaciais, parte i: remoção de adesivos e solventes**. J. Prosthet Dent 2000; 84:335.

44.   Tomas Albrektsson, Ann Wennerberg **A ciência da osteointegração** (487-497)

45.   Varoujan A. Chalian, Robert L. Bogan e John W. Sandlewick. **Retenção de próteses.**

46.   Victor Tam, BSc, M.Gary Faulkner, PhD, PEng, e John F. Wolfaardt,

BDS, MDent, PhD. **Aparelho para o teste mecânico de adesivos prosotéticos maxilofaciais**. J. Prosthet Dent 1992; 67:230-5.

47. Yohsuke Kinouchi, Tomiyuki Ushita, Hideo Tsutsui, Yukiko Yoshida, Hideki Sasaki e Takeshi Miyazaki **Ligas ferromagnéticas de fundição dentária** Pd-Co. J Dent Res (60)1:50-58, janeiro de 1981.

48. Zarb e Albrektsson 1991.

49. Leonard RJ. **Desenho computorizado de próteses da fala**. J Prosthet Dent 1991;66(2); 224-30.

50. Wolfaardt JF, Wilson FB, Rochet A, Mc Pheel. **Uma abordagem baseada em aparelhos para a gestão da incompetência palatofaríngea - Um projeto piloto clínico.** Jol Prosthet Dent 1993;69(2); 186-195.

51. Kelly SW, Mclean CC, Manley MC. **Avaliação no tratamento do discurso hipernasal com doença do neurónio motor: Um relatório clínico**. J Prosthet Dent 1996;75(5); 479-82.

52. Manganaro AM, Bryant AW. **Prótese fonatória para um paciente com granulomatose de Wegeneris:** Um relatório clínico. J. Prosthet Dent 1997; 77(4); 346-360.

53. Esposito SJ, Mitsumoto H, Shanks M. **Utilização de uma prótese de elevação e aumento do palato para melhorar a disartria em pacientes com esclerose lateral amiotrófica: uma série de casos**. J. Prosthet Dent 2000;83(1); 90-8.

5 4.Shifman A, Finkelstein Y, Nachmani A, Ophir D. **Prótese de auxílio à fala para a incompetência velofaríngea neurogénica.** J. Prosthet Dent 2000; 83(1); 99-106.

5 5.Ochiai KT, Nishimura RD, Sheh EC, Pedroche D. **Fabrico de uma prótese traqueal de silicone personalizada.** J. Prosthet Dent 2000; 83(5); 578-81.

56. Boucher LJ, Heupal EM. **Restauração protética de uma maxila e**

estruturas associadas.** J. Prosthet Dent 1996; 16(1); 154-68.

57. Birnbach S, Herman GL. **Próteses intra-orais e extra-orais coordenadas na reabilitação de pacientes com cancro oro-facial.** J. Prosthet Dent 1987; 58(3); 343-8.

5 8.Sykes LM, Essop RM. **Combinação de próteses intra-orais e extra-orais usadas para reabilitação de pacientes tratados para cancrum oris: Um relatório clínico.** J. Prosthet Dent 2000; 83(6): 613-6.

59. Parel SM, Drane JB. **Suporte protético do aparelho visual após maxillectomia e ressecção do pavimento orbital.** J Prosthet Dent. 1975; 34(3): 329-33.

60. Rouse JA, Chalian VA. **Fabrico de próteses extra-orais ocas para melhorar a retenção.** J. Prosthet Dent 1985; 53(4): 557-63.

61. Minagi S, Nagare I, Sato M, Sato T. **Retentor resiliente em forma de cogumelo para prótese obturadora maxilar.** Int. J. Prosthet Dent 1991; 4(5): 473-6.

62. Drago CJ. Manchas e corrosão com o uso de ímanes intra-orais. **J Prosthet Dent** 1991; 66(4): 536-40.

6 3.Saygh G, Aydinhk E, Erean MT, Naldoken S, Uutuncel N. **Investigação do efeito dos sistemas de retenção magnética utilizados em próteses no fluxo sanguíneo da mucosa bucal.** Int J Prosthet Dent 1992; 5(4): 326-31.

64. Arcuri MR, Lavelle WE, Fyler E, Jons R. **Complicações protéticas extra-orais em plantas.** J Prosthet Dent 1993; 69(3): 289-92.

65. Thomas KF. **Retenção magnética independente para prótese extra-oral com implante osseointegrado.** J Prosthet Dent 1995; 73(2): 162-5.

66. Lemon JC, Martin JW, Chambers MS, Wesley PJ. **Técnica de substituição de ímanes em próteses faciais de silicone.** J Prosthet Dent 1995; 73(2): 166-8.

67.  Grant GT, Taft RM, Wheeler ST. **Aplicação prática de poliuretano e velcro em próteses maxilofaciais**. J Prosthet Dent 2001; 85(3): 281-3.

68.  Amato L, Asher ES. **Utilização de adesivo de dentadura para reter um padrão de cera de prótese facial extra-oral para colocação de prova**. J Prosthet Dent 2002; 88(5): 542-3.

69. Shifman A. **Clinical Applications of visible light cured resin in maxillofacial prosthetics part I: Denture base and reline material**. J. Prosthet Dent 1990; 64(5); 578-82.

70. Wolf BH, Reitemeier BK, Schmidt AE, Richter GH, Duncan G. **Teste in vitro da ligação entre materiais macios utilizados para próteses maxilofaciais e titânio fundido**. J prosthet Dent 2001; 85(4): 401-8.

71.  Parel SM, Branemark PI, Jansson T. **Osseointegração em próteses maxilofaciais, parte I: aplicação intra-oral**. J Prosthet Dent 1986; 55(4): 480-3.

72.  Arnold - Diaz AM, Jones RA, Lavelle WE. **Reabilitação protética de um paciente traumático parcialmente desdentado através da utilização de implantes osseointegrados**. J Prosthet Dent 1988; 60(3): 354-7.

73.  Linkow LI, Rinaldi AW, Weiss WW, Smith GH. **Factores que influenciam o sucesso dos implantes a longo prazo**. J Prosthet Dent 1990; 63(1): 64-73.

74.  **Glossário de termos de prótese dentária - 8.**

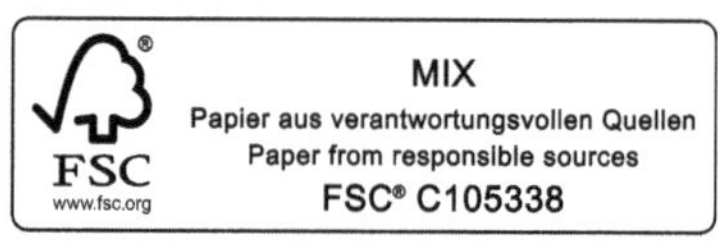



Printed by Books on Demand GmbH, Norderstedt / Germany